Voel je fit

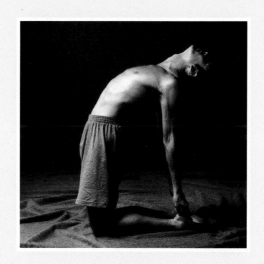

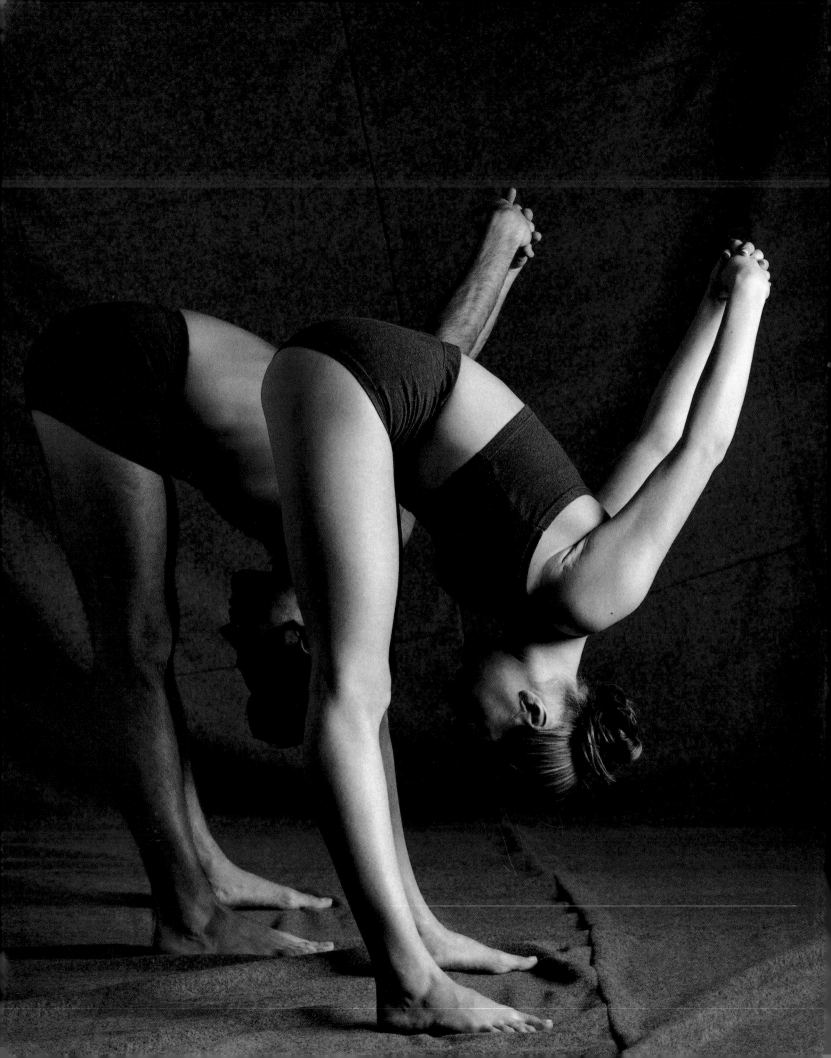

Voel je fit

De nieuwe weg naar een goede conditie, kracht en lenigheid

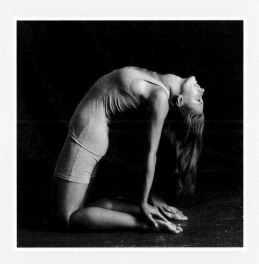

Sara Black
Fotografie Antonia Deutsch

Uitgeverij Areopagus

Oorspronkelijke titel: The Supple Body
SUPPLE BODY
All Rights Reserved
Copyright © Duncan Baird Publishers Ltd 1995
Text Copyright © Duncan Baird Publishers
1995
Copyright in the commissioned artworks and
photography © Duncan Baird Publishers Ltd
1995
© 1996 voor de Nederlandse vertaling:
Unieboek b.v., Postbus 97, 3990 DB Houten

Vertaling: Jan Mars, Mars & Junge, Amsterdam
Typografie: Hans Kentie

Licentie-uitgave ECI, Vianen
ISBN 90 5108 195 2
NUGI 461

CIP-gegevens Koninklijke Bibliotheek,
Den Haag

Inhoud

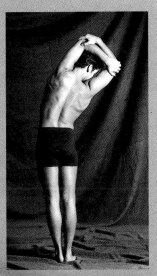

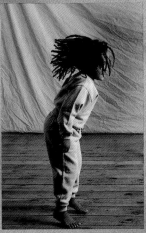

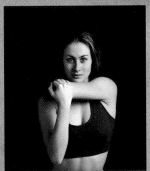

Noot van de uitgever

De oefeningen in dit boek zijn bedoeld voor gezonde mensen die fitter willen worden. Het doen van oefeningen in ongeschikte omstandigheden kan echter schadelijk zijn en zelfs fitte en gezonde mensen kunnen een blessure oplopen.

Inleiding

U kunt uzelf in korte tijd bevrijden van spanningen en beginnen met het losmaken van uw lichaam. Als uw lichaam soepel en ontspannen is, zult u zich zowel lichamelijk als geestelijk beter voelen, met een geest die helderder en geconcentreerder is en met meer levenslust. Dit vereist een nieuwe benadering van lichaamsoefening, die de beste moderne zienswijzen op fitness en lenigheid combineert met de essentie van vele niet-westerse filosofieën.

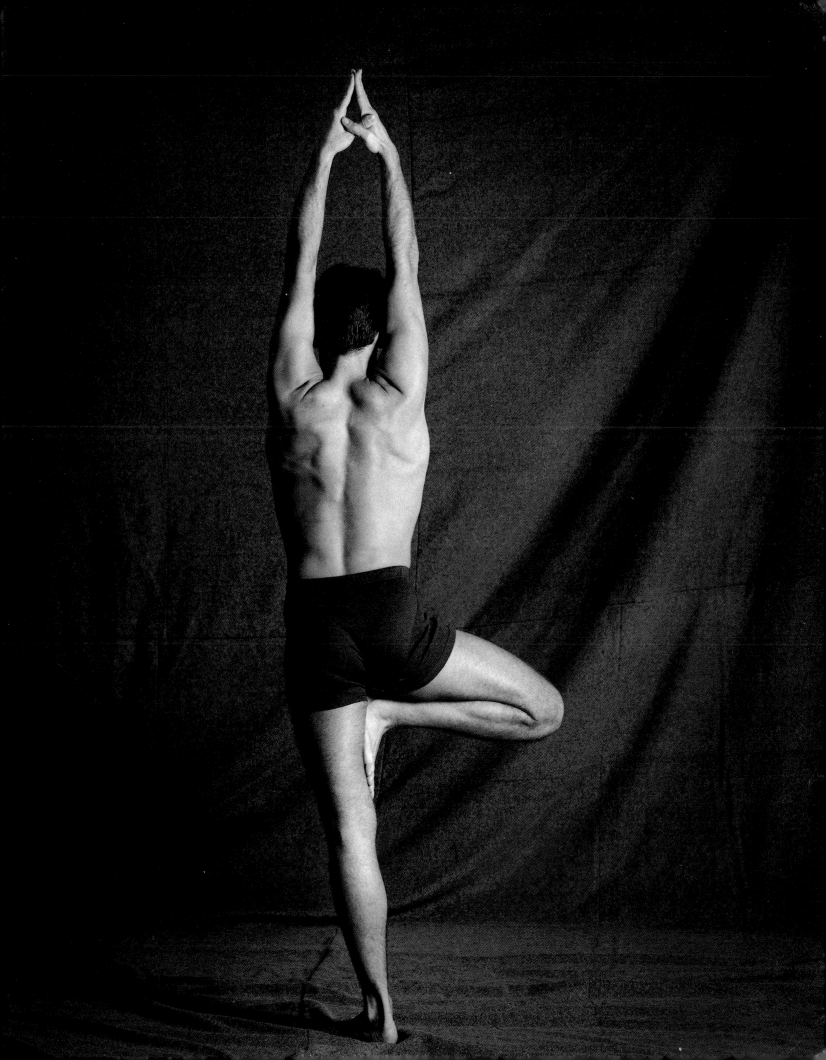

De filosofie van fitness

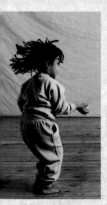

Denk terug aan uw kindertijd. U had oneindig veel energie en een lichaam dat voor u iets vanzelfsprekends was. U rende de hele dag, sprong over hekken, klom in bomen en deed in het algemeen alles wat kinderen doen zonder aan uw lichaam te denken. U zou toen nooit hebben geloofd dat uw lichaam op een dag stram zou zijn of dat uw uithoudingsvermogen het zou laten afweten.

Kijk naar spelende kinderen. Binnen een paar minuten werken ze een hele reeks lichamelijke bewegingen af. Rennen, springen, zitten, hurken, op hun buik, zij en rug liggen – het is een eindeloze lijst. Ze doen dit bovendien probleemloos en zonder enige zichtbare inspanning. Het moderne volwassen leven lijkt daarentegen rond een litanie van gekreun en gesteun te draaien. Mensen lijden aan rugpijn, depressies, hoofdpijnen, vermoeidheid, stramheid en een algehele lusteloosheid. Velen denken dat dit normaal is, alsof het onvermijdelijk bij het volwassen worden hoort.

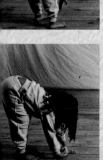

Lichamelijke beweging staat nog steeds centraal in de manier waarop de meesten van ons leven. U heeft waarschijnlijk geen idee hoe vaak u elke dag uit een stoel opstaat, omdat dit iets is dat zo vaak voorkomt. Toch worden bij deze simpele beweging meer dan 200 verschillende spieren gebruikt en het is een wonder van evenwicht en coördinatie. Hoe komt het dan toch dat zovelen van ons ergens tussen onze kindertijd en het heden de moeiteloze gratie en energie hebben verloren die we eens hadden?

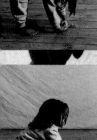

Onze lichamen hebben een reusachtig bewegingsvermogen en potentiële lenigheid, maar als volwassene gebruiken we dit zelden. Een reden is dat moderne levensstijlen ons natuurlijke bewegingsvermogen in de weg staan. Ons autogebruik betekent dat we veel minder lopen dan onze grootouders deden, en ook andere 'arbeidsbesparende' apparaten beperken onze lichamelijke activiteit. En bij verwaarlozing zal het lichaam, net als iedere machine, stuk gaan.

Naarmate we ouder worden, bouwen we spanning op in het lichaam door lichamelijke en geestelijke pijn. Alledaagse blessures zoals een verzwikte enkel en ingrijpende blessures zoals een hernia laten zelfs als ze genezen zijn hun sporen na. De geestelijke beproevingen in ons dagelijks leven komen tot uiting in opgetrokken schouders en defensief gebogen ruggen. We beschouwen deze spanning vaak als normaal en vergeten dat we ooit het vermogen hadden om ons zonder die spanning te bewegen. Met een beetje tijd en gerichte inspanning, kunt u gemakkelijk verandering brengen in deze stand van zaken

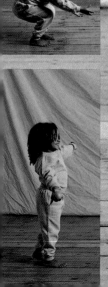

en volledig profiteren van alle natuurlijke mogelijkheden van het lichaam. De Olympische atleet heeft de lenigheid van een kind en de geestelijke en lichamelijke kracht van een volwassene – een volmaakt voorbeeld van iemand die de mogelijkheden van het lichaam heeft benut en geoptimaliseerd. Om mogelijkheden te realiseren die te lang ongebruikt zijn geweest, dient u bij uzelf naar binnen te kijken. Leren hoe uw lichaam werkt kan het potentieel ervan ontsluiten waardoor uw conditie verbetert. Dit boek zal u daarbij behulpzaam zijn.

oosterse aspecten van lichaamsoefening

Omdat in het westen een scheiding tussen lichaam en geest is gemaakt, zijn veel mensen gaan denken dat het lichaam moet lijden om het fitter te maken. De eeuwenoude traditie van hersenen tegenover spieren dicteert dat als u uw geest gebruikt het lichaam zwak is; aan de andere kant is de geest zwak als het lichaam sterk is. Echter, om een evenwichtige en gezonde levensstijl te bereiken, kunnen beide zaken niet los van elkaar worden gezien.

In veel oosterse leren bestaat deze verwarring niet. Het idee dat voor een gezond lichaam een gezonde geest nodig is en vice versa is een integraal onderdeel van yoga, t'ai tsji en andere lichaamskunsten uit het oosten. Daarom dankt de filosofie van de lichaamsoefening van dit boek zo onbeschaamd veel aan deze oude praktijken.

Met een lenig en ontspannen lichaam zult u zich lichamelijk en geestelijk beter voelen. De geest wordt helderder en scherpzinniger, de levenslust groter. Dit kan niet worden bereikt met bijvoorbeeld een uur intensieve aerobics per week, dat, hoewel u er sterker van kunt worden, alleen maar een kortdurende adrenalinekick tot gevolg heeft. Voor het creëren van een dergelijk delicaat evenwicht van lichaam en geest is een patroon van lichte lichaamsoefeningen nodig, dat in uw dagelijks leven is geïntegreerd.

In het westen hebben we de neiging onze levens in vakjes in te delen. We maken bijvoorbeeld onderscheid tussen werk en thuis, vermaak en lichaamsoefening. Veel oosterse filosofieën hebben aan de andere kant een holistische kijk, en zien de hele persoon als een integrale eenheid. Gezondheid en geluk komen voort uit een evenwicht tussen alle aspecten van ons leven. Aandacht besteden aan uw lichamelijk en geestelijk welzijn is dus net zo belangrijk als toewijding aan uw carrière of sociale leven.

Veel oosterse scholen voor lichaamsoefening verlangen ook dat u zich volledig concentreert op de voor u liggende taak, zelfs als het een zeer eenvoudige handeling betreft, omdat dat de enige manier is om zowel lichaam als geest te bevrijden van de beperkingen van het dagelijks leven. De meest eenvoudige handeling die serieus en met volledige toewijding wordt verricht, wordt een meditatie: een weg naar een groter begrip. Yogi's blijven zeer lange tijd in een *asana* of yoga-houding teneinde hun geest en lichaam te concentreren. In het westen komt een dergelijke benadering zelden voor: mensen kijken TV in de gymzaal of hebben de koptelefoon van hun walkman

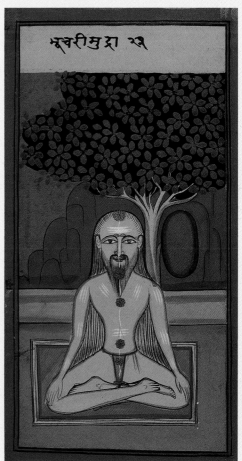

*Een Indiase miniatuur die de basis-*asana *of basishouding van Raja Yoga toont.*

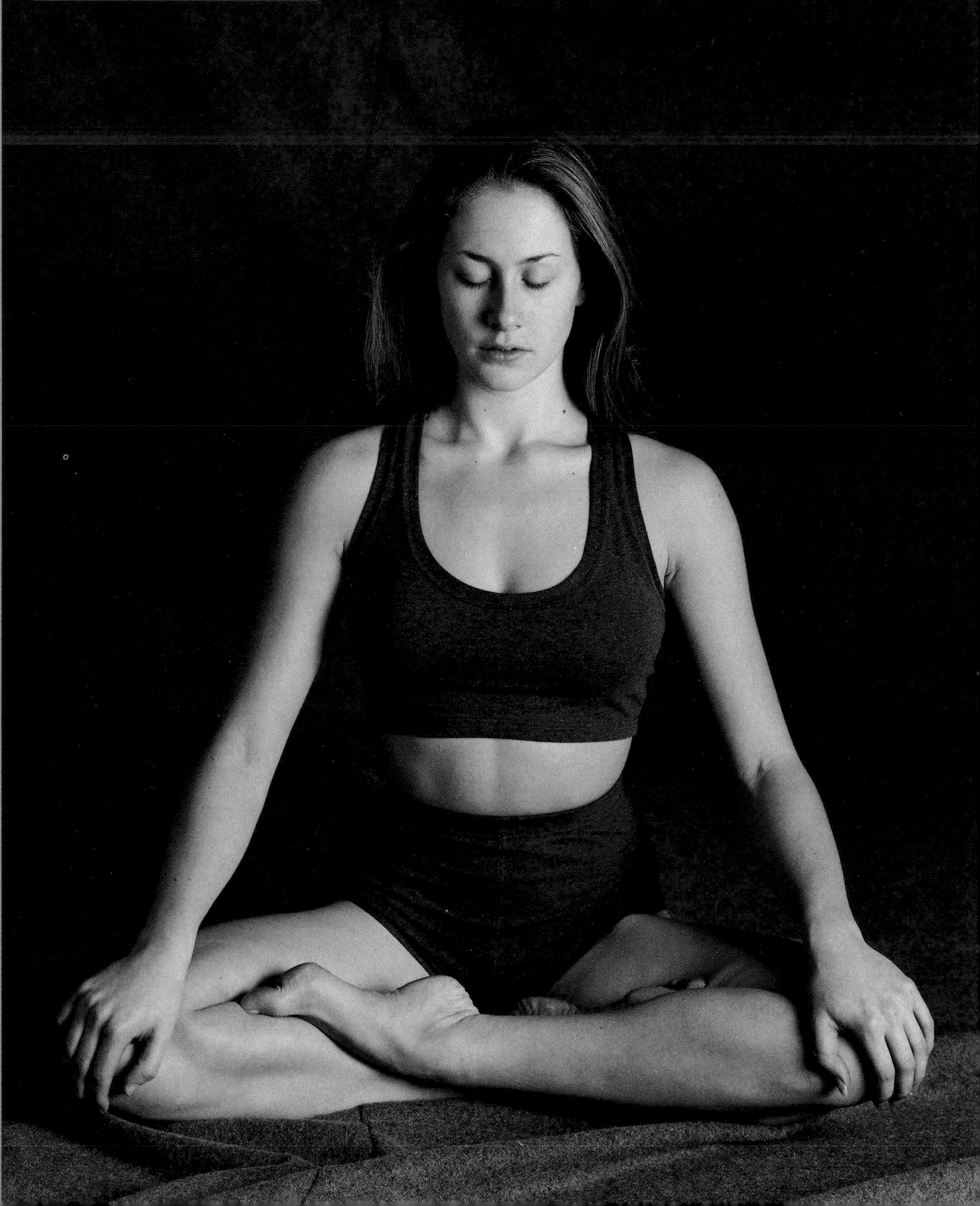

op terwijl ze hardlopen, waardoor ze hun geest afsluiten van de handelingen die ze met hun lichaam verrichten. Dit betekent dat lichamelijke oefening op zichzelf niet bevredigend genoeg is – een triest gegeven van de moderne levensstijl.

Dit boek beveelt u aan om uw onverdeelde aandacht te schenken aan iedere rekoefening die u doet, waarbij u zich volledig op dat moment richt. U zult zich niet verveeld of gefrustreerd voelen, maar blij en geconcentreerd, en uw oefening zal boeiend zijn. Iedere oefening zal op zichzelf belangrijk zijn in plaats van een middel tot een doel.

Dit wil natuurlijk niet zeggen dat de moderne wetenschap ons niet kan helpen. Deskundigen op het gebied van de fysiotherapie, fysiologie en sportgeneeskunde leveren voortdurend bijdragen aan onze kennis van het lichaam. De weg vooruit is door elementen uit een groot aantal verschillende denkrichtingen te combineren tot een unieke en echt moderne benadering van gezondheid en fitness.

de methode

We worden iedere dag overladen met beelden van gezonde lichamen. Jammer genoeg zijn we ook geneigd te geloven dat we een dergelijke ideale, aanlokkelijke toestand nooit kunnen bereiken. We zijn te oud, te druk, te lui. Dit boek laat u zien dat niets minder waar is. Een drukke en hectische levensstijl zou u niet moeten weerhouden van regelmatige lichaamsoefening. In dit boek wordt lichaamsoefening getoond als een integraal onderdeel van het dagelijks leven in plaats van als een afzonderlijke bezigheid die moeilijk kan worden volgehouden en veel tijd kost. Er wordt zelfs een basisreeks lichaamsoefeningen voor het hele lichaam beschreven die slechts tien minuten kost – kort genoeg om zelfs in de drukste dag te passen. Er zijn ook oefeningen die op specifieke omstandigheden zijn toegesneden, van het zitten aan een bureau tot het spelen met kinderen en oefeningen ter aanvulling van populaire recreatieve sporten.

Iedereen, van elke leeftijd, kan baat hebben bij de oefeningen in dit boek en zich daar beter bij voelen. Dit is geen conventioneel programma van lichaamsoefeningen met duidelijke begin- en eindpunten. U doet geen wedstrijd waarbij u zich richt op de eindstreep en ernaar streeft een van buiten opgelegd doel te bereiken. Ook heeft u geen speciale apparatuur of training nodig. Het is eerder zo dat u zich ten doel stelt naar uw lichaam te luisteren en de mogelijkheden ervan te begrijpen door er rustig en in uw eigen tempo aan te werken. Dit betekent dat u altijd de winnaar bent, omdat u direct van het gevoel van welbevinden kunt genieten dat lichte lichaamsoefening u geeft. Het is geen afschrikwekkende opgave om uw lichaam gezonder en leniger te maken. Wanneer u een muur bouwt, concentreert u zich op het correct en zorgvuldig plaatsen van iedere steen, zodat de muur, bijna voordat u het zich realiseert, af is. Zo zal ook uw lichaam, door u op iedere oefening te concentreren en er de tijd voor te nemen, vooruit gaan zonder dat u zich er telkens zorgen over maakt. Geloof het of niet, het proces is al in werking gezet. Door het simpele besluit dit boek te bekijken, begint u na te denken over uw gezondheid en de conditie van uw lichaam. Deze belangstelling is uw eerste stap.

In het boek staat een reeks lichaamsoefeningen die georganiseerd zijn rond het deel van het lichaam waar ze zich op richten. U kunt deze oefeningen op twee manieren gebruiken. Op de eerste plaats zult u uw lichaam leren begrijpen door iedere rekoefening zorgvuldig te doen en aandachtig te volgen wat er gebeurt. Tegelijkertijd zullen deze rekoefeningen uw lichaam krachtiger en leniger maken. U kunt de volgorde bepalen waarin u de delen van uw lichaam en het potentieel ervan gaat onderzoeken. Op de tweede plaats kunnen de oefeningen tot een samenhangend programma worden gecombineerd, dat voor een grondige training van het hele lichaam zal zorgen. Dit boek biedt een aantal voorbeeldprogramma's van verschillende lengte en richtlijnen om uw eigen programma samen te stellen. Wat u goed moet beseffen is dat het boek u geen vaste patronen leert die u eindeloos moet herhalen, maar dat het erop gericht is om u de vaardigheden en het begrip bij te brengen die u in staat stellen zelf te improviseren.

Houd wanneer u begint rekening met een aantal praktische punten. Probeer van uw lichaamsoefeningen een net zo belangrijk deel van de dag te maken als alle andere activiteiten. U kunt het beste gemakkelijke kleding dragen, die u op geen enkele wijze hindert in uw bewegingen. Het doet er niet toe hoe u eruitziet, want niemand zal u bezig zien, behalve misschien een partner. De kamer waarin u de oefeningen doet, dient aangenaam warm te zijn. U dient er zo veel mogelijk voor te zorgen dat u niet wordt gestoord terwijl u oefent. Het is zeer frustrerend om de telefoon te moeten beantwoorden, dus zet het antwoordapparaat aan als u er een hebt.

enkele raadgevingen

Doe in het begin rustig aan, vooral als u nooit lichaamsoefeningen hebt gedaan of er na lange tijd weer aan begint. Later, naarmate u vordert, kunt u in de verleiding komen om alleen de oefeningen die prettig zijn om te doen en u gemakkelijk afgaan te onthouden en te herhalen. Verzet u tegen deze verleiding – daarmee bedriegt u alleen maar uzelf. Juist omdat de andere oefeningen meer inspanning kosten, zou u ze vaker moeten doen. Ook is er een verschil tussen het gevoel dat u krijgt als u lichte rekoefeningen doet met spieren die gespannen zijn of niet gewend zijn om dit soort oefeningen te doen, en de pijn of het onaangename gevoel dat op een blessure duidt. Probeer niet door pijn heen te trainen – luister zorgvuldig naar uw lichaam en herken de waarschuwingssignalen ervan. Als u zich zorgen maakt over iets dat u voelt, dient u altijd zo snel mogelijk een arts te raadplegen.

Hoe test u uw conditie?

Een voordeel van regelmatige lichte lichaamsoefening is dat het u in staat stelt in contact te komen met uw lichaam. U leert te luisteren naar uw lichaam en u leert het met respect te behandelen. En met dit soort lichaamsoefening dient uw eigen lichaam uw maatstaf te zijn. Uw doel moet zijn om u beter te voelen in uzelf, niet om hoger te kunnen reiken of sneller te kunnen lopen dan een ander. Om die reden worden in dit boek geen richtlijnen gegeven voor training of leefregels voor verbetering. Alleen u kunt die voor uzelf bepalen.

Om dit te kunnen doen, dient u te weten waartoe uw lichaam in staat is en dient u binnen uw eigen grenzen te werken bij al hetgeen u tracht te verbeteren.

De snelle en gemakkelijke test hieronder en op de bladzijden 14-15 is een perfect beginpunt. U zult hiermee uw lenigheid en uithoudingsvermogen leren kennen en het zal u stimuleren naar uw lichaam te luisteren en te analyseren wat het u vertelt. Na een paar weken, een maand, of wanneer u maar wilt, kunt u terugkeren naar deze lichte tests om uw vooruitgang te controleren. Het enige dat u nodig hebt is een horloge, een stoel en wellicht een spiegel. Denk er vooral aan dat u zich ontspant en er plezier in hebt – hier begint de weg naar een gezonder leven.

Uw hartslag in rust

Neem op drie ochtenden gedurende een minuut uw hartslag op met uw wijsvinger zodra u ontwaakt. De hartslag kan vaak het beste in de hals worden gevoeld. Noteer iedere ochtend uw hartslag en bereken dan het gemiddelde – de hartslag in rust is bij de meeste mensen tussen de 60 en 80 slagen per minuut. Uw hartslag in rust kunt u vergelijken met uw hartslag tijdens en na de lichaamsoefeningen. Naarmate uw conditie vooruitgaat wordt het verschil kleiner.

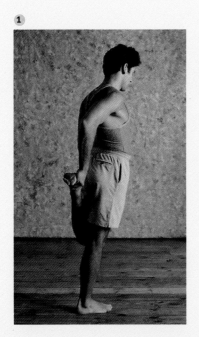

Staande rekoefening bovenbeen

Sta met uw voeten op heupwijdte van elkaar. Buig uw linkerknie en houd met uw rechterhand de binnenkant van uw linkervoet achter u vast (1). Blijf rechtop staan en trek uw linkervoet naar uw billen, waarbij u erop let dat uw knie naar de vloer blijft wijzen. Indien u moeite hebt met uw evenwicht kan het helpen om uw vrije hand tegen de achterkant van uw stoel te laten rusten, maar denk eraan dat u zo veel mogelijk rechtop blijft staan. Herhaal dit met de andere kant.

U probeert met uw hiel uw billen aan te raken. Merk op hoe ver uw hiel van uw billen is – dit zegt u hoe gespannen uw bovenbeenspieren zijn.

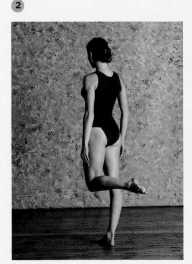

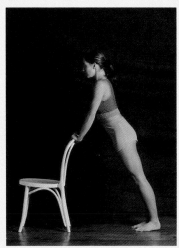

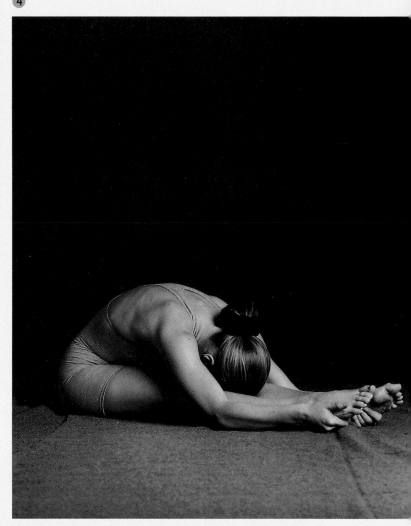

Evenwicht

Begin met het testen van uw evenwicht. Uw geest leeg maken en balanceren zal de sleutel zijn tot veel van de oefeningen die volgen, en deze test kan u direct veel vertellen over uw evenwicht en houding.

Ga op een been staan met de armen langs uw lichaam en staar naar een punt (2). U zou dit minstens een minuut op elk been moeten kunnen volhouden. Merk op hoeveel u wiebelt en ook of u stabieler op het ene been staat dan op het andere, wat bij de meeste mensen het geval is.

Rekoefening kuit

Ga op ongeveer een meter achter een stoel staan. Leun zonder uw voeten te verplaatsen naar voren en houd de rugleuning van de stoel vast. Laat uw heupen naar voren vallen en zorg ervoor dat uw lichaam zo recht mogelijk is en een hoek van 45 graden met de vloer maakt (3).

In het ideale geval blijven beide hielen op de vloer. Als dat zo is, onthoud dan hoe strak uw kuitspieren aanvoelen. Indien uw hielen omhoog gaan, merk dan op hoe ver ze van de vloer zijn.

Zittend vooroverbuigen zonder uw knieën te buigen

Ga rechtop op de vloer zitten met uw benen recht voor u uit en uw voeten gebogen. Strek uw armen recht omhoog in de lucht en reik naar het plafond om u te helpen de onderrug op te tillen voordat u vanuit het middel naar voren buigt. Probeer uw handen op uw tenen te laten rusten zonder uw knieën te buigen (4). Wanneer u eenmaal in deze positie bent, haalt u adem en ontspant u zich. Merk op hoe ver u naar uw tenen kunt reiken. Als u vindt dat het heel gemakkelijk is om ze aan te raken, probeer dan nog meer te ontspannen en laat uw ellebogen op de vloer zakken. De afstand tussen uw handen en uw voeten vertelt u veel over de soepelheid van uw rugspieren en de spieren aan de achterkant van uw benen.

5

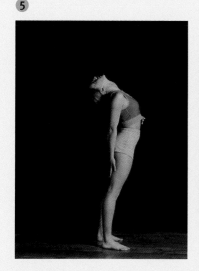

6

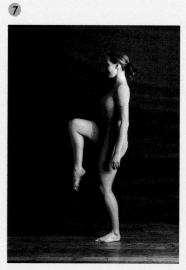

7

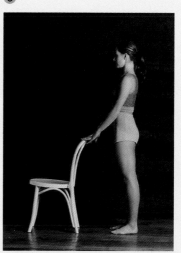

Achterwaarts buigen en de handen langs de benen naar beneden laten glijden

Spreid uw voeten iets meer dan heupwijdte voor een beter evenwicht en leg uw handen op de achterkant van uw bovenbenen. Terwijl u de billen spant en het bekken naar voren drukt, buigt u

achterover, waarbij u uw armen recht houdt en uw handen langs uw benen naar beneden laat glijden (5). Merk op hoe ver uw handen langs uw benen naar beneden kunnen gaan.

Joggen

Neem uw hartslag op voordat u begint en jog dan dertig seconden energiek op de plaats, waarbij u uw knieën hoog optilt (7). Neem nogmaals uw hartslag op en noteer het verschil tussen de beginhartslag en de eindhartslag. Naarmate uw conditie beter wordt, zal het verschil tussen de hartslag voor en na de oefening kleiner worden.

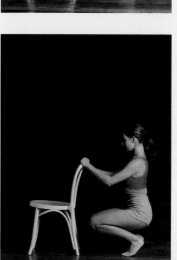

Hurken met rechte rug en de rugleuning van een stoel als steun

Dit is een goede test voor uithoudingsvermogen, kracht en evenwicht. Ga achter uw stoel staan en laat uw handen op de rugleuning rusten voor het evenwicht. Terwijl u uw rug recht en uw hals gestrekt houdt, buigt u door uw knieën en zakt u zo ver mogelijk naar de vloer (6). Strek uw knieën en ga weer staan. Herhaal dit zo vaak mogelijk in dertig seconden. Merk op hoeveel keer u de hurkstaanoefening kunt doen.

Uw lichaam doorgronden

Het menselijk lichaam is een wonderbaarlijke constructie met een ongelooflijk aantal verschillende functies en bewegingen. Het vertrouwt op een complexe interactie tussen botten, spieren en bindweefsel, die zowel onwillekeurig als bewust gestimuleerd worden. Hef eens gewoon uw arm op en buig hem bij de elleboog. Voel hoe de biceps samentrekt om de beenderen van de onderarm (het spaakbeen en de ellepijp) bij het bovenarmbeen te brengen. Tegelijkertijd voelt u een strekbeweging in de triceps achter de elleboog en de bovenarm.

Deze interactie, die het lichaam soms zo mysterieus maakt, wordt op een aantal verschillende manieren duidelijk. Spanning in de hamstrings bijvoorbeeld, kan tot rugpijn leiden, omdat gespannen hamstrings bekkenbewegingen kunnen beperken, waardoor de rug onder spanning komt te staan. Daarom is het belangrijk dat u met uw hele lichaam rekening houdt als u oefeningen doet en dat u zich niet op bepaalde 'probleemgebieden', zoals uw heupen en billen, concentreert.

De oefeningen in dit boek zullen u stimuleren om uw lichaam als een geheel te verkennen en u leren om net zo vertrouwd te worden met het potentieel ervan als u waarschijnlijk was met de beperkingen ervan. Om dit vollediger begrip te bereiken, kan het nuttig zijn om een idee te hebben van de algehele bouw van het lichaam. U zult dan beter beseffen met welke spieren u werkt als u rekoefeningen doet en u zult zien hoe iedere beweging, hoe klein of schijnbaar onbeduidend die ook is, uw hele gestel kan beïnvloeden. De tijd die u neemt om inzicht te krijgen in uw lichaam zal het effect van de rekoefeningen maximaliseren zodra u deze gaat doen.

het skelet

Al op zeer jonge leeftijd zijn we ons allemaal bewust van het menselijk skelet. Toch zijn er weinig mensen buiten de medische wereld die er veel van af weten. Het is het geraamte van het lichaam waaraan de spieren zijn verbonden. Zonder het skelet zou het lichaam inzakken. De 206 beenderen van het skelet nemen ongeveer 20 procent van ons totale lichaamsgewicht voor hun rekening. Bot is levend weefsel, dat in staat is om zichzelf na breuken te repareren. Het wordt van bloed voorzien en er lopen netwerken van zenuwen doorheen. Botten kunnen, net als spieren, aan atrofie lijden – als ze niet worden gebruikt worden ze zwakker, terwijl botten die gebruikt worden groeien en sterk blijven.

Een gewricht is het punt waar twee botten bijeenkomen. Ze worden over het algemeen door bindweefsel bijeengehouden. Bij een gewricht is elk bot bedekt met kraakbeen, dat sterk en glad is. Elk type gewricht is geschikt voor een bepaalde soort beweging. Een 'kop- en komgewricht', zoals de schouder, is ontworpen voor een draaiende beweging. De heup is ook een kop en komgewricht, maar dit gewricht is voor een veel beperktere reeks bewegingen ontworpen dan de schouder. 'Scharniergewrichten', zoals de elleboog, zijn ontworpen voor een achterwaartse en voorwaartse beweging. 'Spilgewrichten'

de botten van het lichaam

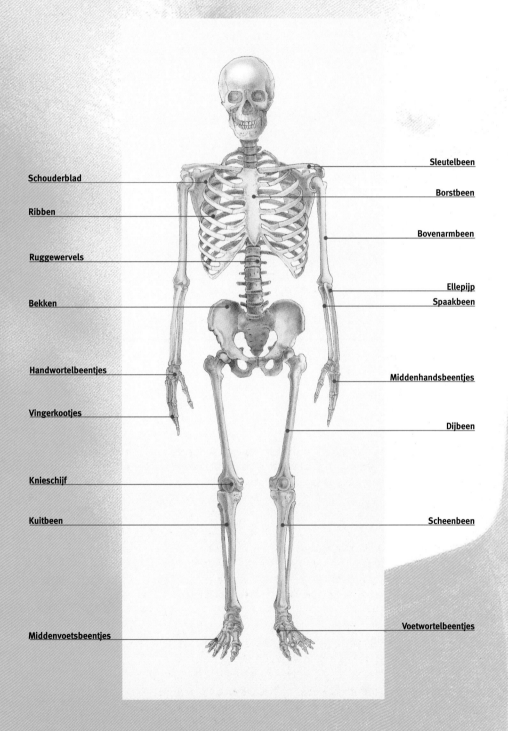

Schouderblad

Ribben

Ruggewervels

Bekken

Handwortelbeentjes

Vingerkootjes

Knieschijf

Kuitbeen

Middenvoetsbeentjes

Sleutelbeen

Borstbeen

Bovenarmbeen

Ellepijp

Spaakbeen

Middenhandsbeentjes

Dijbeen

Scheenbeen

Voetwortelbeentjes

verbinden bijvoorbeeld de 24 ruggewervels die langs elkaar kunnen glijden en draaien. Bij 'glijgewrichten', zoals dat van de enkel, kan een bot over de andere glijden. De conditie van de gewrichten is een belangrijke factor voor onze lenigheid. Als ze te weinig worden gebruikt, kunnen ze stijf worden, maar als alle mogelijkheden ervan worden benut, wordt het bindweefsel soepeler en kan hun bewegingsvrijheid gemaximaliseerd worden – u zult zich hiervan steeds meer bewust worden naarmate u uw lichaam verder ontwikkelt.

de spieren

Ons lichaam heeft ongeveer 600 verschillende spieren, die samen de helft van ons totale lichaamsgewicht voor hun rekening nemen. Spierweefsel is zeer gespecialiseerd. Er zijn 'onwillekeurige' spieren, zoals de spieren die uw organen laten functioneren en waarover we geen echte bewuste controle hebben, en 'willekeurige' spieren, die vaak de spieren zijn die aan onze botten vastzitten en beweging veroorzaken. Daarnaast is er een hartspier waarover we ook geen bewuste controle hebben. Willekeurige spieren kunnen maar op één manier werken – ze trekken samen. Zodra de contractie voorbij is, strekken en verlengen ze zich tot hun rusttoestand. U kunt uw spieren niet de opdracht geven om te ontspannen, maar wel om 'niet samen te trekken'. Dit betekent dat ontspanning eigenlijk een toestand is van helemaal niets doen (zie bladzijden 20-27).

Daarom vormen spieren vaak paren, die 'antagonisten' worden genoemd, rond gewrichten. Een 'buigspier' buigt een gewricht, terwijl een 'strekspier' een gewricht strekt. Wanneer een van beide spieren samentrekt en een beweging veroorzaakt, moet de andere in een ontspannen toestand zijn. Als u uw elleboog buigt, trekt een spier, de biceps, samen om uw arm omhoog te brengen, terwijl de triceps ontspannen is; daarna trekt de triceps samen om de arm te strekken, terwijl de biceps langzaam ontspant.

Spieren worden bestuurd door het zenuwstelsel. Uw hersenen sturen, eenvoudig gezegd, een opdracht naar een spier om zich op een bepaalde manier te gedragen. Tegelijkertijd proberen de hersenen het lichaam altijd te beschermen. Een reflex die bedoeld is om het verrekken van spieren te voorkomen, dwingt een spier samen te trekken als deze te snel en met te veel kracht wordt gestrekt. Indien u echter rustig strekt, wordt deze reflex niet in werking gezet, zodat u verder kunt strekken zonder uw lichaam tegen te werken. Evenzo zal overdreven intensief werken bij een oefening alleen maar de beschermende reflex activeren, waardoor de spieren zich samentrekken in plaats van zich verder te strekken.

Echter, willekeurige spieren zijn er om gebruikt te worden. Spieren worden groter en sterker als ze vaak worden gebruikt, terwijl niet gebruikte spieren, evenals de botten die ze omgeven, verschrompelen en hun kracht verliezen. Regelmatige lichaamsoefening is natuurlijk de enige manier om uw spieren te ontwikkelen.

de spieren van het lichaam

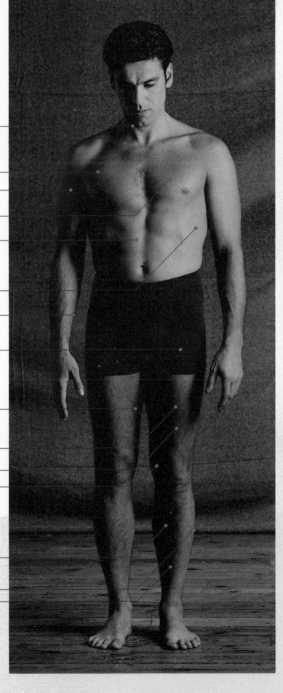
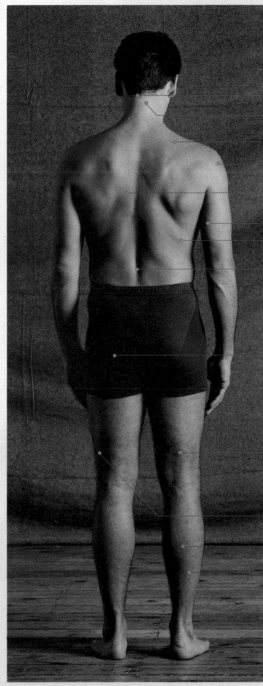

Sternocleido-
mastoideus

Pectoralis minor

Biceps

Pectoralis major

Rectus abdominus

Externe abdominalen

Arm- en
handbuigers

Iliopsoas

Adductoren

Vastus Literalis

Rectus Femoris

Vastus Medialis

Tibialis Anterior

Peroneus
Strekspier

Semispinalis
Capitus

Splenius Capitus

Trapezius

Deltoïdeus

Romboïdeus

Triceps

Latissimus Dorsi

Erectors

Handstrekspieren

Gluteus

Hamstrings

Iliotibiaal stelsel

Gastrocnemius

Soleus

Achillespees

Ontspanning

Ontspanning – niets doen, uw lichaam en geest eenvoudig een natuurlijke en rustige toestand laten vinden – is voor velen van ons niet gemakkelijk. Het is moeilijk om de spanningen van het dagelijks leven los te laten, al is het maar voor een paar minuten. Er bestaan echter technieken om onze gedachten los te laten en ons te concentreren. Een ontspannen toestand verhoogt de effectiviteit van alle oefeningen en het plezier dat u erin hebt.

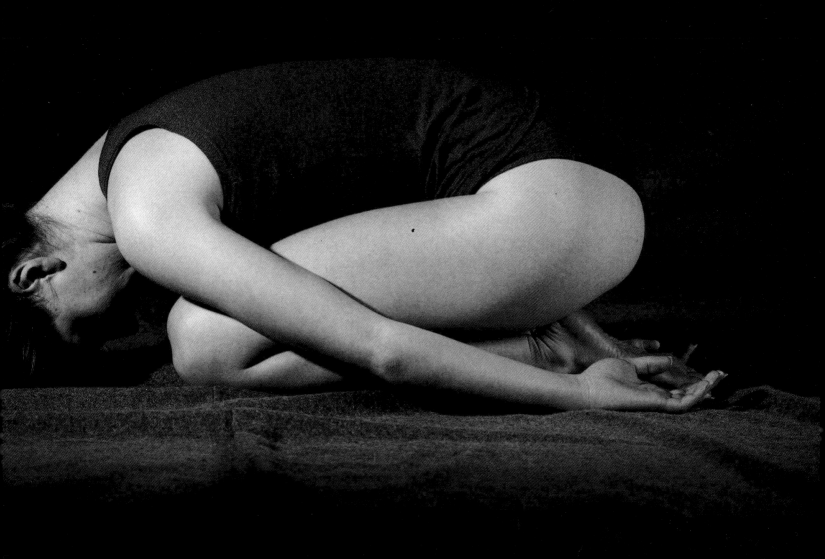

Ontspanning

Voor een fit en gezond leven moet alles in balans zijn: de geest dient rustig maar alert te zijn; de ademhaling vrij en gemakkelijk; de spieren sterk en toch ontspannen; de gewrichten in staat om alle bewegingen binnen hun bereik uit te voeren. Een tijger in rust is kalm en ontspannen, maar u weet dat hij heel sterk en energiek kan zijn.

U bent misschien verbaasd dat in een boek over lichaamsoefening een hoofdstuk over ontspanning staat. Het is echter meer op zijn plaats en nuttiger om ons af te vragen waarom de noodzaak van ontspanning zo vaak over het hoofd wordt gezien in de tegenwoordige fitness- en gezondheidsprogramma's, vooral omdat het steeds duidelijker is geworden dat we moeten ontspannen en stress moeten bestrijden om op de toppen van ons kunnen te functioneren.

Lange tijd heeft men gedacht dat we ons lichaam alleen konden ontwikkelen als we tot de uiterste grens gingen. Je negeerde de boodschap van je hersenen en strekte steeds verder, sprong steeds hoger en spande je steeds meer in totdat je hart als een razende tekeer ging en je niet meer verder kon. Hoe vaak heeft u niet in een gymzaal gezien dat mensen met gespannen lichamen, druipend van het zweet en met opgezette aderen in de hals zichzelf martelden in een poging een betere conditie te krijgen? Als het uiterste van het lichaam wordt geëist, kan dat ernstige blessures tot gevolg hebben en het zal er nooit toe leiden dat het lichaam zijn ware potentieel laat zien.

Denk eens aan iemand die u bewondert. Dat kan een atleet in topconditie zijn of een danser, of zelfs een collega die altijd alles onder controle lijkt te hebben. Wat deze mensen gemeen hebben is dat zij grote prestaties op het gebied van kracht, schoonheid en organisatie leveren vanuit een toestand van geconcentreerde rust. De Olympische atleet is aan het begin van de wedstrijd lichamelijk ontspannen en geestelijk alert. De atleet geeft zijn of haar lichaam de kans om maximaal te presteren door het te bevrijden van stress en de spieren vrijelijk te laten reageren op de manier waarop ze getraind zijn. Als u uw conditie op diezelfde manier wilt verbeteren, dient u de relatie tussen lichaam en geest te onderzoeken.

Stop nu even met lezen en neem de tijd om uw lichaam rustig te observeren. Zoals u nu zit, bevindt uw lichaam – het geheel van spieren, botten, bindweefsel, organen, zenuwen etc. – zich in verschillende toestanden van ontspanning en gespannenheid. Er moet een zekere mate van spanning zijn om het lichaam rechtop te houden, maar daarnaast kunnen zowel externe omstandigheden als uw gemoedstoestand uw lichamelijke toestand beïnvloeden. Is de kamer te koud? Zit uw riem iets te strak? Bent u gehaast? Heeft u een nare dag gehad? Maakt u zich druk om een gesprek later op de dag of later deze week? Al deze factoren kunnen uw lichamelijke toestand beïnvloeden, spanning veroorzaken, soepelheid in de weg staan en de ontwikkeling van een fit en gezond lichaam belemmeren.

Natuurlijk is het niet zo dat ontspanning alleen u fit zal maken. Het is slechts een onderdeel van een compleet fitnessplan. U moet ook regelmatig strek- en andere lichaamsoefeningen doen, en als u intensieve sporten wilt beoefenen, dient u extra uithoudingsvermogen en kracht te ontwikkelen. Ontspanning speelt bij dit alles een cruciale rol.

Voor en na uw gebruikelijke lichaamsoefeningen zou u altijd een paar minuten de tijd moeten nemen om te ontspannen of bij te komen. De tijd die u van tevoren neemt zal u helpen om u te concentreren op de voor u liggende taak; een paar minuten rust en ontspanning na afloop zorgen ervoor dat uw geest en lichaam volledig profiteren van de lichaamsoefening.

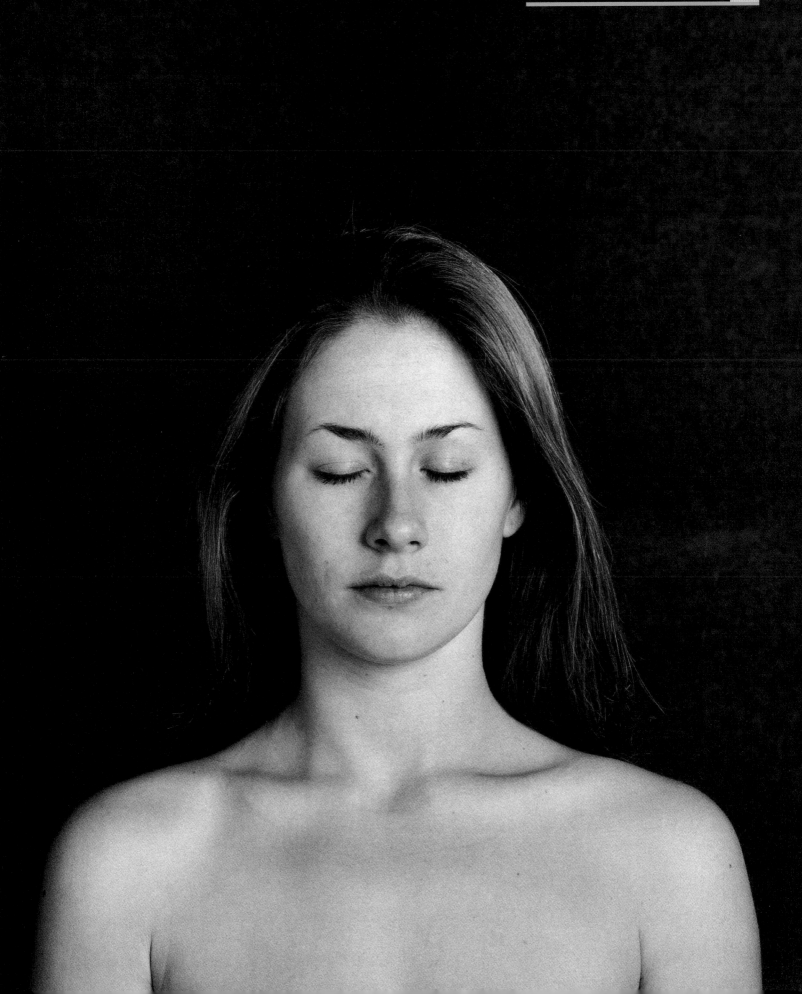

De lichaamsoefening zelf kan u helpen ontspannen. Om maximaal te profiteren van de lichte rekoefeningen in dit boek is het belangrijk dat u zich volledig op uw lichaam concentreert. U zult merken dat de dagelijkse geestelijke spanningen langzaam zullen verdwijnen als u zich concentreert op de oefeningen en de reactie van uw lichaam daarop. Zo gebruiken de Zen-monniken het werk in hun tuinen van kiezelstenen, waarbij ze regelmatige, voorgeschreven patronen vormen, als lichamelijke meditatie.

De meeste mensen hebben het rustige en optimistische gevoel ervaren dat volgt na lichaamsoefening, maar hebben daaruit nooit de voor de hand liggende conclusies getrokken. Als uw lichaam ontspannen en vredig wordt door lichaamsoefeningen, zou diezelfde mentale toestand dan niet gebruikt moeten worden om tot betere resultaten te komen – en meer plezier te hebben – bij de oefeningen? Als u zich bij de lichaamsoefening bewust ontspant, uw geest leegmaakt en uw lichaam ontdoet van de spanningen die u heeft opgebouwd in uw dagelijks leven, zult u bij de oefeningen geen tijd en energie hoeven te verspillen om die restspanning te doorbreken. Dit zal de effectiviteit van uw oefeningen verhogen, zodat u er volledig van profiteert en er ook meer plezier in schept.

De oefeningen die volgen zullen u helpen een ontspannen toestand te bereiken, die u in staat zal stellen verder te strekken en beter te trainen. U zou zowel voor als na uw gebruikelijke oefeningen altijd een paar minuten de tijd moeten nemen om te ontspannen of bij te komen. De tijd die u vooraf neemt, zal u helpen om u te concentreren op de voor u liggende taak, waarbij uw geest van alle dagelijkse beslommeringen wordt bevrijd; de enkele minuten rust en ontspanning erna zullen uw lichaam en geest in staat stellen volledig te profiteren van de ervaring van de lichaamsoefening, terwijl u baadt in rust en vredigheid.

U hoeft deze eenvoudige ontspanningstechnieken echter niet te beperken tot uw lichaamsoefening. Een paar minuten geestelijk ontsnappen aan zorgen van alledag, het leegmaken van uw geest, is onder alle omstandigheden heilzaam. Wees aardig voor uzelf – u zult versteld staan van de resultaten.

Een bepaalde hoeveelheid spanning is nodig om het lichaam rechtop te houden, maar daarnaast kunnen externe omstandigheden en uw gemoedstoestand uw lichamelijke toestand beïnvloeden, waardoor overmatige spanning ontstaat en soepele bewegingen worden belemmerd. Ontspanning is echter slechts een onderdeel van een compleet fitnessplan. U moet ook regelmatig rek- en andere lichaamsoefeningen doen.

volledige lichaamsgeleide ontspanning

Zoek een rustige, warme kamer uit, waar u niet gestoord zult worden. U voelt misschien de behoefte om de hoorn van de haak te doen of het antwoordapparaat aan te zetten. Het is heel belangrijk dat u niet wordt gestoord door externe omstandigheden.

Ga op uw rug op de vloer liggen met uw benen gestrekt en uw armen langs uw zijden. Keer uw handpalmen naar boven. Zorg ervoor dat u gemakkelijk ligt. Misschien wilt u uw hoofd op een boek of kussen laten steunen, of uzelf met een deken toedekken als u het koud hebt. Sluit uw ogen en haal diep adem. Begin een voorstelling te maken van de delen van uw lichaam. Concentreert u eerst geestelijk op uw voeten en enkels. Buig uw voeten en span ze zo krachtig mogelijk aan. Houd dit even vast en 'laat dan los', zodat ze volledig

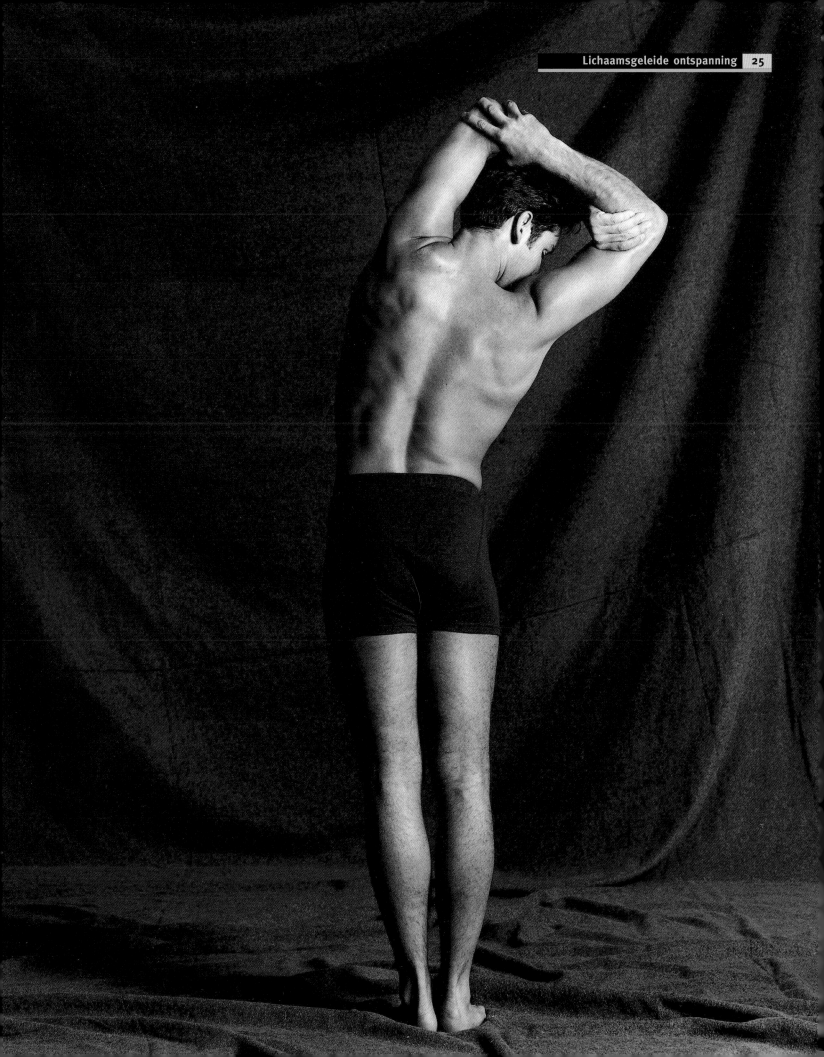

ontspannen. Herhaal dit nog twee keer. Nu weet u dat uw voeten volledig ontspannen zijn. Richt uw aandacht nu op uw benen en knieën. Span uw benen en knieën zo hard als u kunt door ze op de vloer te drukken en houd dit een paar seconden vol voordat u 'loslaat'. Herhaal dit nog twee keer en dan zullen uw benen en knieën volledig ontspannen zijn.

Werk op deze manier verder met elk deel van uw lichaam. Span en ontspan de heupen en billen, buik, borst, het onderste, middelste en bovenste gedeelte van de rug, schouders, armen, handen en zelfs uw gezicht. U zou geen enkel deel van uw lichaam mogen overslaan. Als u dit programma hebt voltooid, zou uw hele lichaam ontspannen en zwaar moeten aanvoelen. U zult zich nu waarschijnlijk niet willen bewegen, maar als u zich ook maar enigszins ongemakkelijk voelt in uw lighouding, ga dan zoveel als nodig is verliggen.

Keer nu geestelijk terug naar uw voeten. Zonder dat u lichamelijk iets doet, controleert u of u geen onnodige spanning vasthoudt. Als u merkt dat u dat wel doet, concentreer u dan even op het uzelf bevrijden van die spanning. Ga bij deze geestelijke controle uw hele lichaam af.

Uw hele lichaam zou nu volledig ontspannen moeten zijn. Terwijl u normaal ademhaalt, blijft u ten minste tien minuten in deze ontspannen houding. Eindig met uw ogen te openen en u langzaam uit te rekken.

Zorg ervoor dat u niet gehaast op uw volgende activiteit overgaat. Als u te snel probeert op te staan, zult u zich heel slap en duizelig voelen. Als u echter in een langzaam en natuurlijk tempo overeind komt, zult u zich rustig en versterkt voelen en in staat om alles aan te kunnen.

ontspanningsoefeningen

Indien u geen tijd hebt voor de volledige lichaamsgeleide ontspanning, zijn er verschillende technieken die u staand of zittend kunt doen en naadloos in uw warming-up, of uw dagelijkse leefpatroon kunnen worden geïntegreerd.

Een van de eenvoudigste oefeningen maakt gebruik van uw ademhaling om u te helpen ontspannen. Ga gewoon staan met uw voeten op heupwijdte van elkaar en uw knieën licht gebogen, of ga rechtop zitten op een stevige stoel. Denk eraan dat uw schouders ontspannen zijn en uw hele lichaam los is als u uitademt. In de nek en de schouders wordt veel spanning vastgehouden. Een aantal eenvoudige rekoefeningen kan een deel van die spanning snel wegnemen.

Schouderophalingen (zie blz. 133)

Haal uw schouders op naar uw oren en zo hoog als u kunt terwijl u inademt. Houd ze vijf seconden in die positie en laat ze dan los terwijl u uitademt. Ontspan bij het inademen en probeer uw armen en schouders nog een beetje meer te ontspannen bij het uitademen – er hoeft geen enkele zichtbare beweging te zijn, maar u zult een interne ontspanning voelen.

Schouderrollen (zie blz. 44)

Terwijl u staat met uw armen ontspannen langs uw zijden, heft u een schouder op naar uw oor en draait hem dan langzaam naar voren en naar beneden, vervolgens draait u hem naar achteren weer omhoog naar uw oor, waarbij u een zo groot mogelijke cirkel met uw schouder probeert te beschrijven. Doe dit drie keer in de ene richting en vervolgens drie keer in de andere, voordat u overgaat naar de andere schouder. Let erop dat u de rest van uw lichaam zo stil mogelijk houdt zonder spieren te spannen en dat u alleen uw schouders beweegt.

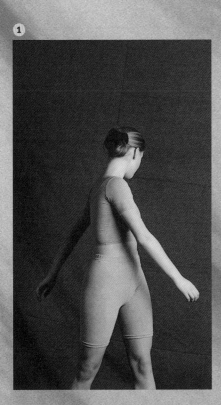
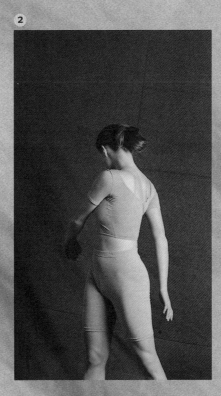

Speelplaatszwaai

Sta met uw voeten op heupwijdte van elkaar. Ontspan de knieën en laat uw armen los naar beneden hangen. Beweeg uw bovenlichaam soepel vanuit de heupen naar links, waarbij u uw linkerarm voor u laat zwaaien en uw rechterarm achter uw rug (1). Draai vervolgens naar rechts, en zwaai de andere kant op met de armen (2). Blijf minstens vijf minuten draaien, waarbij u uw hals en schouders ontspannen en uw armen los houdt.

U kunt uw armen ook vanuit uw schouders naar voren en achteren laten zwaaien, waarbij u weer de rest van uw lichaam ontspannen en uw bewegingen los en soepel houdt. Indien u het gevoel hebt dat u uw schouders nog losser moet maken, probeer dan een cirkel te beschrijven met uw armen. Misschien heeft u dit zwemmers weleens zien doen bij de warming-up voor een belangrijke wedstrijd. Terwijl u stevig staat met uw rechtervoet ongeveer een stap voor de linker, beweegt u uw armen even losjes naar achteren en naar voren. Gebruik de voorwaartse beweging om uw arm omhoog en rond te zwaaien, zodat hij een volledige cirkel beschrijft. Herhaal dit zo vaak als u wilt.

Ademhaling

Dit hoofdstuk wil u stimuleren om u bewust te worden van uw ademhaling en u laten begrijpen hoe het leren werken met een diepe ademhaling u zowel tijdens de lichaamsoefening als in het dagelijks leven kan helpen. Door regelmatig te oefenen zult u vrijer gaan ademhalen, waardoor uw lichaam natuurlijk en zonder spanning kan werken en u vrijer en effectiever kunt oefenen.

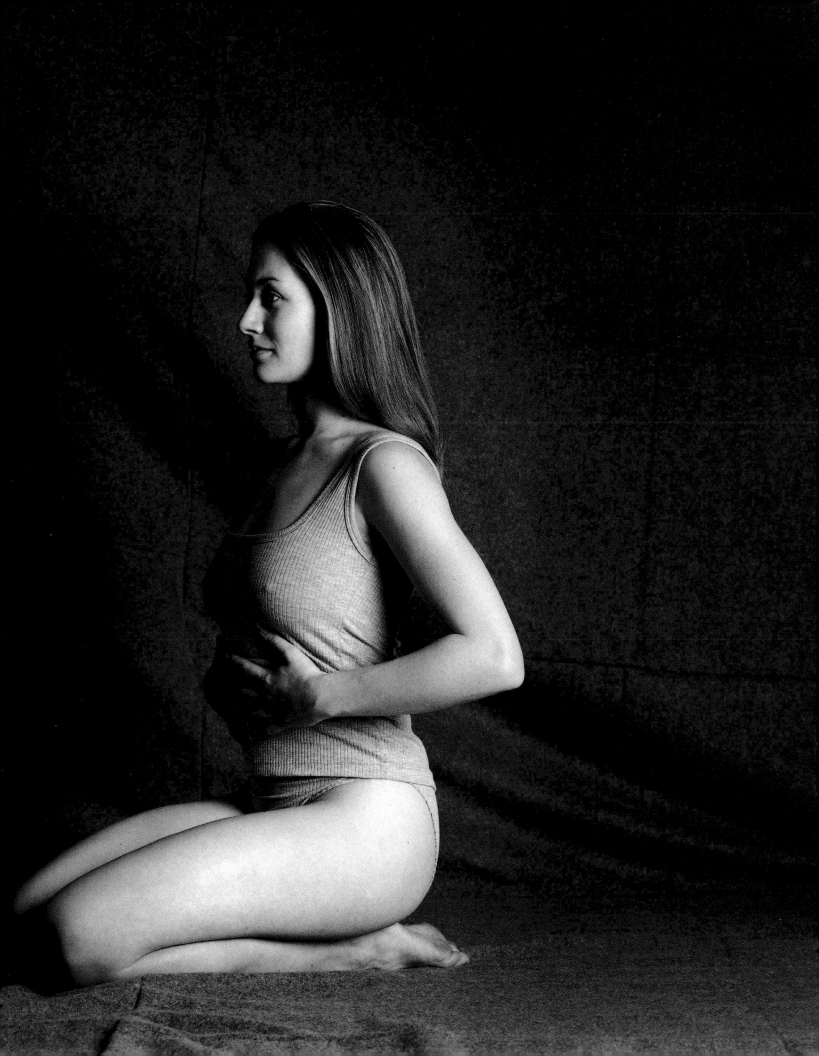

Ademhaling

Bedenk het volgende eens: het volume van onze dagelijkse opname van lucht is vijf maal zo groot als dat van ons dagelijkse eten en drinken samen. De 'levensadem' is net zo essentieel voor ons als het water dat we drinken en het voedsel dat we eten, maar omdat we in het dagelijkse leven omgeven zijn door de lucht die we ademen, merken we onze ademhaling niet echt op. De meesten van ons geven minder om de kwaliteit van de lucht die we ademen dan om de kwaliteit van ons eten en drinken.

Het lichaam haalt automatisch adem – het is onmogelijk om bewust te besluiten met ademhalen te stoppen, omdat het lichaam u uiteindelijk tot de volgende ademhaling zal dwingen. De combinatie van slechte gewoonten en de dagelijkse spanningen kunnen echter de natuurlijke stroom van onze adem belemmeren, zoals ze ook onze natuurlijke bewegingsvrijheid kunnen beperken.

Ademhaling en emoties zijn met elkaar verbonden. Wanneer u boos bent, houdt u misschien uw adem in, of, wanneer u erg nerveus of gespannen bent, kan uw ademhaling heel kort en oppervlakkig worden. De meeste mensen gebruiken hun longen alleen maar volledig wanneer ze lachen of hard huilen. En lachen en huilen laten een gevoel van ontspanning, een bevrijding van emotionele spanning achter. Bedenk eens hoe moe en bevrijd u zich voelt nadat u hartelijk hebt gelachen, of de opluchting die u voelt na een diepe zucht.

De ademhaling is ook verbonden met gevoelens van lichamelijke spanning of stress in het lichaam. Als u ooit een massage hebt gehad, zult u hebben gemerkt dat uw ademhaling zich verdiept en vertraagt als uw spieren zich ontspannen. Het is daarom niet verrassend dat u uw ademhaling tijdens de oefeningen kunt gebruiken om uw spieren te helpen ontspannen, waardoor de effectiviteit van uw rekoefeningen groter wordt.

Dit is geenszins een modern denkbeeld. In de oude tradities van yoga en t'ai tsji, bijvoorbeeld, zijn de instructies voor het ademhalen verweven met die voor de oefening. Zo realiseerde de 19de-eeuwse acteur F.M. Alexander zich, toen hij zijn stemverlies trachtte te genezen, dat de ademhaling en het lichaam met elkaar verbonden zijn. Zijn 'Alexander-Techniek' voor de verbetering van de houding en de ademhaling krijgt steeds meer aanhangers in de 20ste eeuw.

Door zowel met uw ademhaling als uw lichaam te werken, zult u uw ademhaling vrijer maken, waardoor uw lichaam natuurlijk kan werken. Met regelmatige oefening zal het niet lang duren of u zult dieper en gemakkelijker gaan ademhalen en dat zal een grote invloed hebben op de kwaliteit van uw leven. U merkt dan wellicht dat u niet meer zo gehaast bent als vroeger, of misschien kunt u gemakkelijker met moeilijke situaties omgaan. Of u merkt misschien dat u zich gewoon een beetje lichter en tevredener voelt. U zult echter in ieder geval effectiever kunnen oefenen als u uw ademhaling goed benut en dat kan alleen maar gunstig zijn.

het ademhalingsmechanisme

Ademhalen is de meest natuurlijke zaak van de wereld. Ons hele fysieke leven draait om ademhalen. Het is instinctief en onwillekeurig, maar hoe vaak laat u het natuurlijk gebeuren? Veel mensen belemmeren meestal onbewust een volledige ademhaling. Om te weten te komen hoeveel we ons inhouden, moeten we even stilstaan bij de werking van het ademhalingsmechanisme.

In simpele fysiologische taal is ons ademhalingssysteem een reeks buizen en zakken die een zeer grote oppervlakte vormen voor de uitwisseling van gassen. In wezen ademen we zuurstof in en koolzuur (CO_2) en andere afvalprodukten uit.

Als u door uw mond of uw neusgaten inademt, stroomt de lucht door de luchtpijp (die ook het strottehoofd omvat, waar de stembanden zich bevinden) naar de longen.

De longen hebben zelf geen spieren. Zij reageren op veranderingen in de omvang van de borstholte (het deel van de borst dat de longen bevat) die teweeg worden gebracht door het middenrif, de tussenribsspieren en een spier in de hals. De verandering in de omvang van de borstholte veroorzaakt een verandering in de interne druk. Als het middenrif vlak wordt en de tussenribsspieren de borst laten uitzetten, wordt er door de longen lucht opgenomen omdat de interne druk lager is dan de atmosferische druk. Tijdens het uitademen ontspannen het middenrif en de tussenribspieren zich en neemt het volume van de borstholte af.

Ademhalen is volledig onwillekeurig: u kunt er niet voor kiezen om eindeloos uw adem in te houden, omdat u uiteindelijk bewusteloos zult raken, en zodra dat gebeurt zal uw lichaam weer gaan ademhalen. Het ademhalingsmechanisme wordt geregeld door het CO_2-gehalte van het bloed. Zodra dit boven een bepaald niveau komt, geven de hersenen opdracht voor een nieuwe ademhaling.

Het maximale volume lucht dat de longen kunnen in- en uitademen wordt de 'vitale capaciteit' genoemd. Tijdens de normale ademhaling in rust, wisselt de gemiddelde mens slechts zo'n 10 procent van de totale lucht in de longen uit (ongeveer 600 ml). Na een normale uitademing in rust, zou u nog een extra hoeveelheid van ongeveer 3 liter kunnen uitademen. Dat komt omdat de longen een veel grotere capaciteit hebben dan we bij een normale ademhaling gebruiken. Als we bewust diep ademhalen kunnen we bij iedere ademhaling ongeveer 80 procent van de lucht in de longen uitwisselen. De resterende 20 procent wordt 'residuale lucht' genoemd en blijft altijd in de longen.

Dit is het proces dat begint als men geboren wordt en stopt als men sterft, en het is veel eenvoudiger dan het klinkt. Het wordt hier alleen vermeld omdat velen van ons het moeilijk maken. Kijk naar de ademhaling van een klein kind en u ziet het hele systeem moeiteloos werken. Alle beweging concentreert zich in het midden van het lichaam. Dit komt omdat het kind nog geen tijd heeft gehad om slechte gewoonten aan te leren die het natuurlijke proces kunnen verstoren.

Neem nu even de tijd om uzelf te observeren. Balanceert uw hoofd vrijelijk bovenop uw ruggegraat, of wordt het stevig op zijn plaats gehouden? Is uw kaak of uw keel gespannen? Zijn uw schouders opgetrokken in de richting van uw oren of zakken ze naar voren? Is het bovenste gedeelte van de borst ingevallen of opgezet? Is uw maag ontspannen? Hoe los zijn uw knieën en voeten? Al deze hebbelijkheden, kunnen uw ademhaling beïnvloeden, waardoor deze ondoelmatig wordt. Als u bijvoorbeeld een slechte houding hebt, worden de spieren die de veranderingen in het lichaam veroorzaken, die de in- en uitstroom van adem tot gevolg hebben, in hun natuurlijke beweging belemmerd, zodat de longen niet volledig kunnen uitzetten. Dit kan ertoe leiden dat we alleen met onze bovenste ribben ademhalen, een gewoonte waaraan we gewend raken en als normaal gaan beschouwen.

Het belangrijkste is echter dat u zich niet druk maakt. Er is geen juiste manier van ademhalen, maar er bestaan wel slechte gewoonten die een optimale ademhaling in de weg kunnen zitten.

ademhalingsoefeningen

Lichaamsoefening verhoogt de vraag naar zuurstof van het lichaam. Daarom haalt u dan sneller en dieper adem, vooral tijdens aerobische oefeningen zoals zwemmen of hardlopen. U zult waarschijnlijk hebben gemerkt dat u enkele minuten na de oefeningen diep blijft ademhalen. Deze diepe ademhaling helpt het lichaam te herstellen van de geleverde inspanningen.

Hoewel de oefeningen in dit boek geen aerobische oefeningen zijn, is de ademhaling toch een belangrijk onderdeel van de lichte rekoefeningen. Uw lichaam werkt nog steeds hard en zal om meer zuurstof vragen, die u kunt leveren door voor, tijdens en na de strekoefeningen diep adem te halen.

Uw ademhaling is een graadmeter voor hoe moeilijk u de oefeningen vindt. U moet ernaar streven om diep en natuurlijk te blijven ademhalen tijdens uw trainingen, maar als u plotseling moet hijgen of de adem krachtig uit uw mond moet blazen, dan is dat een duidelijk teken dat u wellicht te ver gaat met de rekbeweging en een blessure riskeert. Als u een nieuwe en moeilijke houding aanneemt, zou u hierdoor instinctmatig een klein beetje in paniek kunnen raken, waardoor u oppervlakkig gaat ademhalen of, erger nog, uw adem inhoudt. Zeg op die momenten tegen uzelf dat u natuurlijk moet ademhalen – u zult merken dat de oefening veel gemakkelijker wordt en u zult zich rustiger voelen. Als u zich door het boek werkt, zult u in de beschrijvingen van de oefeningen vaak gestimuleerd worden om u 'door een rekoefening heen te ademen'. Dit houdt precies in wat hierboven is beschreven: dat u bewust uw ademhaling zou moeten gebruiken om u te helpen uw spieren te ontspannen.

Adem altijd door uw neus, tenzij u een bepaalde oefening doet die aangeeft dat u dat niet moet doen. Het is kalmerender en het doel is uiteindelijk dat u zich ontspant en geniet. Als u zich voor of na het oefenen een paar minuten op uw ademhaling concentreert, zal dat u helpen ontspannen, uw houding verbeteren, uw gedachten concentreren en uw oefening veel produktiever maken.

Hoewel de oefeningen in dit boek geen aerobische oefeningen zijn, is de ademhaling toch een belangrijk onderdeel van de lichte rekoefeningen. Uw lichaam werkt nog steeds hard en zal dus om meer zuurstof vragen, die u kunt leveren door voor, tijdens en na de rekoefeningen diep adem te halen.

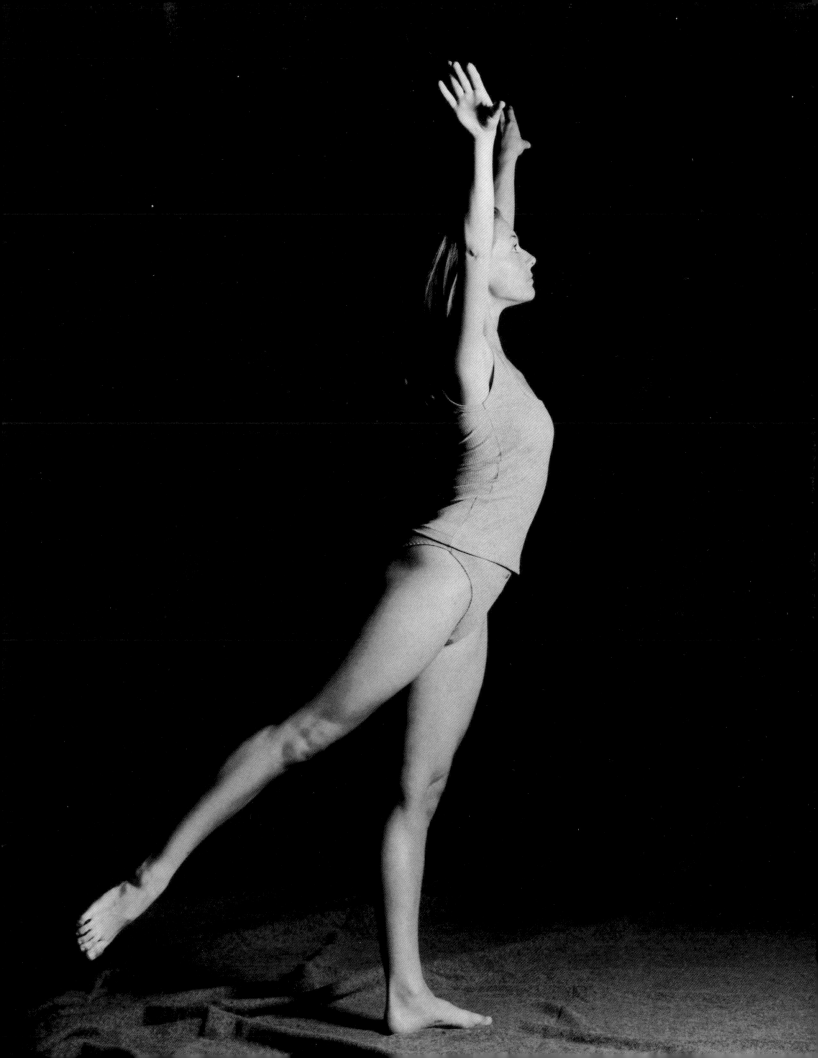

Deze simpele oefeningen zijn ideaal om te worden opgenomen in uw warming-upprogramma. Houd in gedachten dat ze alleen maar een middel tot een doel vormen en dat doel is ontspanning. U hoeft zich niet al te zeer bezig te houden met het ademhalingsproces, tenzij u een baan heeft waarbij u veel in het openbaar moet spreken (zoals lesgeven, toneelspelen of politiek).

Ademhalingsoefeningen hebben een kalmerende werking en u kunt ze dus overal en altijd gebruiken. Als u zich in een moeilijke situatie bevindt, kan de golfademhaling (zie blz 35) u helpen om te ontspannen, zonder dat iemand merkt dat u de oefening doet. Deze oefening kan u ook helpen bij het stoppen met roken. De diepe ademhaling kan op twee manieren uw hunkering naar sigaretten helpen overwinnen. U vervangt de ene activiteit – roken – door een andere, onschadelijke activiteit – ademhalen – en de vereiste concentratie op uw ademhaling helpt u om u op iets anders te concentreren dan uw verlangen naar een sigaret.

Ontspan en geniet van de tijd die deze oefeningen u gunnen. Onthoud dat er geen juiste manier van ademhalen bestaat, alleen zeer veel manieren om dit natuurlijke proces te verstoren. Als u ooit het idee krijgt dat u veel te serieus bezig bent, neem dan even de tijd om aan iets geheel anders te denken.

Het gefluisterde 'Ah'
Deze oefening uit de Alexander-Techniek is een zeer goede manier om u bewust te worden van uw ademhaling. De oefening kan staand of zittend worden gedaan, maar het is waarschijnlijk beter als u staat. Zoek eerst een aangenaam warme en rustige kamer en zorg ervoor dat u niet wordt gestoord. Ga in het midden van de kamer staan en als u een raam hebt, ga er dan voor staan zodat u naar buiten kunt kijken. Naar buiten kijken zal u helpen ontspannen en het zal u ervan weerhouden om u al te zeer op de oefening te concentreren. Begin met lichamelijk helemaal niets te doen – in plaats daarvan gaat u geestelijk uw lichaam af met de volgende controlelijst in gedachten:

- Uw gewicht dient gelijkmatig over uw voeten verdeeld te zijn en uw enkels dienen los te zijn.
- Uw knieën dienen ontspannen en niet op slot te zijn.
- Uw heupen dienen ontspannen te zijn en uw bekken naar de vloer gekanteld.
- Uw buikspieren dienen ontspannen te zijn.
- Uw schouders dienen niet opgetrokken te zijn en uw armen los.
- Uw hals dient ontspannen te zijn. Dit kan worden bewerkstelligd door uw neus iets naar beneden te laten wijzen en u voor te stellen dat uw hoofd naar het plafond zweeft.

Als u klaar bent met uw observaties, laat u uw mond open vallen, waarbij uw tong licht tegen uw ondertanden rust. Denk aan iets prettigs en glimlach een beetje. Adem nu langzaam uit met een fluisterend 'Ah', totdat u geen lucht meer hebt. U dient heel weinig geluid te maken. Als u een ratelend geluid in de keel hoort of een stemgeluid, dan houdt u waarschijnlijk nog spanning vast.

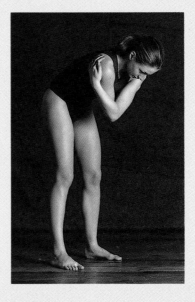

De omhelzing
Deze oefening stelt u in staat om te voelen hoe diep u kunt ademhalen.

Ga rechtop staan met uw voeten op heupwijdte van elkaar. Kruis uw armen voor uw lichaam en laat uw handpalmen op uw schouders rusten. Het zou moeten lijken of u zichzelf omhelst. Ontspan uw armen en schouders in deze houding. Er mag geen onnodige spanning zijn in het bovenlichaam. Laat uw hoofd naar voren vallen, waarbij u vanuit het middel buigt. Adem helemaal uit, en laat dan een langzame, natuurlijke en diepe ademhaling toe. U zult zich ervan bewust zijn dat uw ribben zich openen in uw rug en het zou moeten voelen alsof de adem recht door uw ruggegraat naar beneden gaat. Dit is onder andere heel goed voor het laten ontspannen van uw onderrug. Herhaal dit een paar keer. Laat uw armen vallen en keer vervolgens langzaam terug naar de rechtopstaande houding – indien u te snel overeind komt, zult u duizelig worden.

Sluit uw mond. In plaats van meteen in te ademen, denkt u aan niets doen en u zult merken dat de ribben uit eigen beweging uitzetten. Onthoud dat als u zich concentreert op de juiste manier van uitademen, het inademen automatisch en gemakkelijk zal gaan. Herhaal dit proces vijf keer voordat u rust en uw geest helemaal leeg maakt. Wees niet verrast als u zich een beetje duizelig voelt. Als dat zo is, stop dan even voordat u verder gaat.

De golf

De volgende ademhalingsoefening, waarbij visualisatie wordt gebruikt, is een zeer goede manier om u met behulp van de ademhaling te ontspannen, uw gedachten te concentreren en u voor te bereiden op de oefeningen. Ga op uw rug op de vloer liggen met uw benen recht, uw armen langs uw zijden en de handpalmen naar boven. Sluit uw ogen. Uw mond is gesloten, maar uw kaak hangt los en uw tanden mogen niet opeengeklemd zijn. Ontspan uw tong.

Adem drie tellen diep in, waarbij u uw buik voelt opbollen als een ballon. Houd de adem drie tellen in, voordat u gedurende drie tellen door uw neus uitademt. Herhaal dit terwijl u zich volledig op uw ademhaling concentreert en uw bovenlichaam vrijhoudt van spanningen. Als u doorgaat met het op deze manier ademhalen, zult u merken dat u in uw eigen natuurlijke ritme komt. Sommige mensen vinden het misschien prettiger om vier of zelfs vijf tellen aan te houden. Als u eenmaal uw natuurlijke ritme vindt, zult u zich een patroon bij het ademen kunnen voorstellen, dat op een golf lijkt die op het strand rolt.

Adem diep in, waarbij u eerst uw buik voelt opbollen, vul dan het middelste gedeelte van uw borst, waarbij uw ribben uitzetten, en vul dan het bovenste gedeelte, waardoor zelfs uw schouders misschien wat omhoog gaan. Voel de omgekeerde volgorde als u uitademt – als de adem het bovenste gedeelte van de borst verlaat, ontspannen uw schouders zich; als de adem het middelste gedeelte van uw borst verlaat, ontspannen uw ribben zich en als de adem uw buik verlaat, zakt deze in. Herhaal dit zo lang als u wilt.

Doelgerichte oefeningen

Door u op elk afzonderlijk deel van uw lichaam te concentreren, zult u uw lichaam gaan begrijpen, hoe het functioneert en hoe uw spieren met elkaar in verband staan. U zult meer tijd kunnen gaan besteden aan die delen van uw lichaam waarin u de meeste spanning voelt of die om andere redenen de meeste aandacht behoeven.

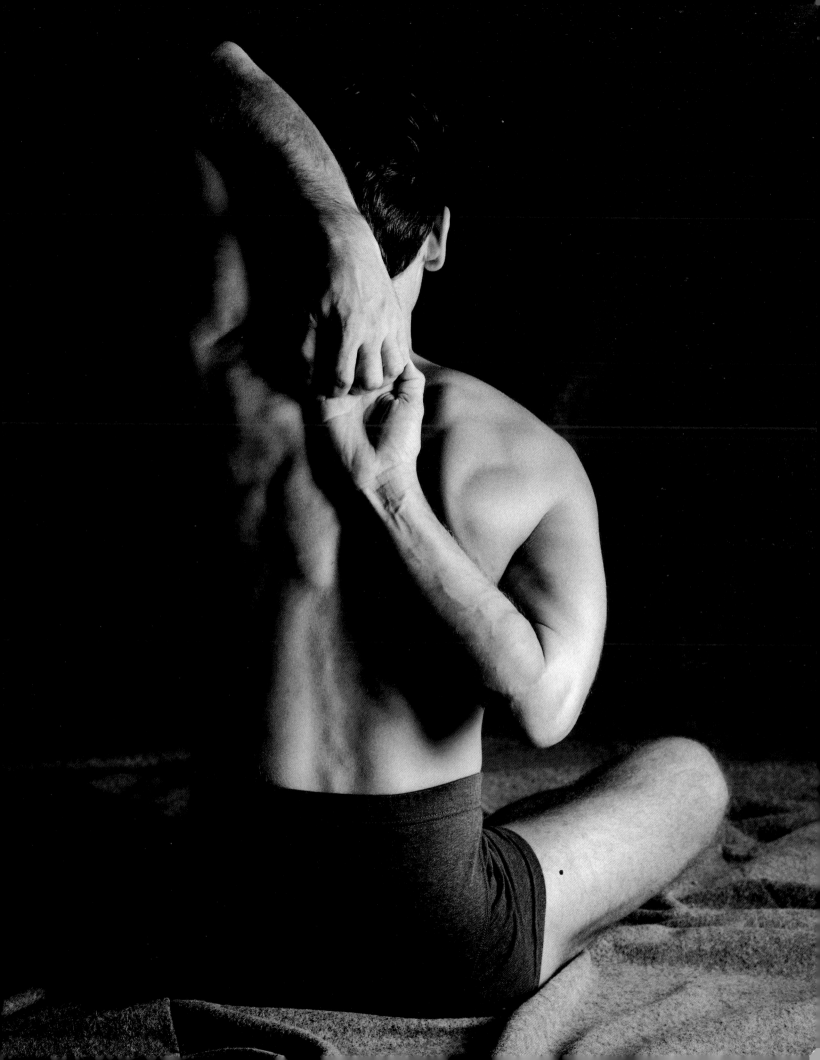

Doelgerichte oefeningen
algemeen advies

Om uw lichaam te ontwikkelen en sterker te maken, moet u eerst inzicht krijgen in de manier waarop de verschillende onderdelen werken door u op ieder afzonderlijk lichaamsdeel te concentreren – zoals technici een motor moeten ontleden, voordat ze werkelijk de werking ervan begrijpen.

De volgende hoofdstukken zullen u helpen bij deze verkenning door de belangrijkste oefeningen voor elk lichaamsdeel aan te geven. U kunt als u dat wenst in een logische volgorde werken door te beginnen bij het hoofd en naar beneden te werken, of door met de voeten te beginnen en naar boven te werken, of u kunt er gewoon induiken en beginnen waar u wilt.

Probeer vooral als u net begint de oefeningen te gebruiken om u te helpen vaststellen en lokaliseren waar en wanneer welke spier werkt. Ontspan u in iedere houding en merk op hoe uw lichaam in die houding aanvoelt. Probeer de manier waarop de spieren samenwerken te begrijpen. U zult merken dat sommige oefeningen in meer dan een paragraaf voorkomen. Dat komt omdat deze oefeningen aan meerdere lichaamsdelen werken. Ze kunnen nuttig zijn als u snelle, veelzijdige rekoefeningen wilt doen wanneer u niet zo veel tijd hebt.

Pas als u vertrouwd bent met de oefeningen en uw lichaam sterker en leniger wordt, zou u moeten beginnen met het verhogen van het aantal herhalingen, het langer in een houding blijven, of het overgaan op moeilijkere variaties. Natuurlijk is het lichaam van ieder mens anders en u zult wellicht merken dat het ene deel van het lichaam van nature heel soepel is, terwijl een ander deel heel gespannen kan zijn. Als u zich door de volgende paragrafen werkt, zou u uw eigen spanningsgebieden moeten noteren, zodat u uw toekomstige oefenprogramma's op uw persoonlijke behoeften kunt afstemmen.

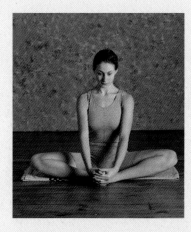
Heupen en billen, blz. 70

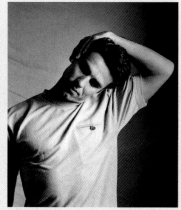
Hals, blz. 42

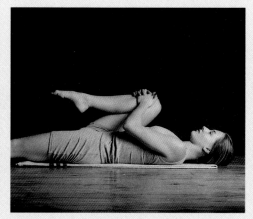
Rug, blz. 52

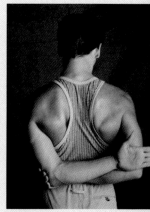
Schouders, blz. 44

Het belangrijkste aspect bij lichaamsoefening is het luisteren naar uw lichaam. Doe niets waarbij u zich ongemakkelijk voelt. U zult meer bereiken door te ontspannen en in een rustig tempo te werken dan door uzelf te veel in te spannen.

1 Voordat u met oefenen begint, dient u een paar minuten te nemen voor het leegmaken van uw geest, waarbij u diep ademhaalt, en voor het bewust ontspannen.

2 U moet altijd beginnen met heel licht en langzaam te werken, waarbij u uw hele lichaam van alle spanning bevrijdt, voordat u overgaat tot de moeilijkere rekoefeningen.

3 De warming-up is een zeer belangrijk onderdeel van uw lichaamsoefening. De eerste twee of drie oefeningen van iedere paragraaf zijn de beste voor de warming-up van dat deel van het lichaam. Als ze gecombineerd worden gebruikt, zult u van top tot teen aan uw lichaam werken.

4 Het is belangrijk om na iedere oefenperiode een 'cooling down' te hebben. Zo langzaam als u begint, zo langzaam dient u af te bouwen, in plaats van abrupt te stoppen.

5 Probeer na geoefend te hebben een paar minuten te nemen om uw geest en lichaam bewust te ontspannen. Geniet van een beetje rust voordat u begint met uw volgende dagelijkse activiteit.

Gezicht
doelgerichte oefeningen

De oude spreuk dat we zouden moeten glimlachen omdat er minder spieren nodig zijn om te glimlachen dan om te fronsen, toont duidelijk ons instinctieve besef dat ons gezicht door een ingewikkelde groep spieren wordt gemanipuleerd. Door met deze spieren te werken en ze krachtiger te maken zullen ze een grotere bewegingsvrijheid krijgen in onze gezichten en het geleidelijk uitzakken van het gezicht, dat met de leeftijd komt, vertragen.

Als we onze aangezichtsspieren sterk houden, zullen onze gezichten steviger blijven. Ook zal lichte oefening van die spieren de bloedcirculatie verbeteren, waardoor de huid een gezonde kleur houdt. Het is het beste om de volgende oefeningen voor een spiegel te leren. U zult er in het begin waarschijnlijk om moeten lachen als u gezichten trekt. Maar lachen is het beste medicijn.

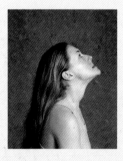

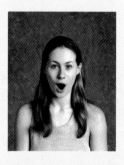

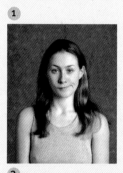

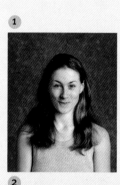

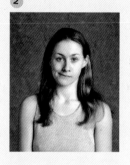

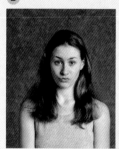

Kin naar plafond
Terwijl u gemakkelijk staat of zit, kantelt u uw hoofd naar achteren, zodat uw kin naar het plafond wordt geheven. Dit kan ertoe leiden dat uw ondertanden voor uw boventanden komen tijdens de strekoefening. U zou dit moeten voelen in de onderkant van uw kin en in uw hals.

'Ow'
Zeg heel langzaam en zorgvuldig 'ow', waarbij u begint met uw mond wijd open in een grote cirkel en de spieren ervan redelijk krachtig spant tijdens de oefening, totdat uw mond bij de afsluitende 'w' klank bijna gesloten is. Herhaal dit zo vaak als u prettig vindt.

Links en rechts glimlachen
Terwijl u de rechterkant van uw gezicht stil houdt, rekt u de linkerkant van uw mond in de richting van uw oor (1). Doe de oefening vervolgens met de andere kant (2). U zult de rek zowel in uw gezicht als in uw hals voelen. Als dit aan een kant gemakkelijker gaat, oefen dan door een kant van uw gezicht vast te houden terwijl u de andere kant rekt.

Tuit, varkenssnuit en grimas
Begin met het tuiten van uw mond door uw lippen zo krachtig mogelijk samen te trekken (1), en duw ze zo ver mogelijk naar voren zodat ze een varkenssnuit vormen (2). Trek uw mond vervolgens zo ver mogelijk op alsof de mondhoeken uw oren zouden kunnen raken. Herhaal dit vijf keer.

Rekoefening voorhoofd
Beweeg uw wenkbrauwen omhoog en omlaag. Terwijl u dit doet, zult u van uw voorhoofd tot uw oren een sterke rek voelen – uw oren kunnen zelfs een beetje op en neer bewegen. U kunt deze rekoefening zo vaak herhalen als u prettig vindt.

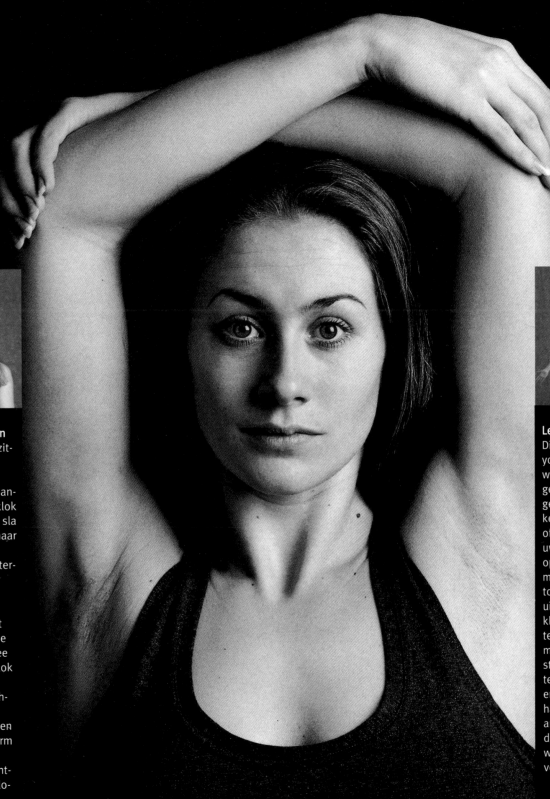

Oogboldraaiingen

Ga gemakkelijk zitten met uw rug recht, hoofd en schouders ontspannen. Houd een klok in gedachten en sla beide ogen op naar de 12. Draai ze langzaam rond, terwijl u bij elk uur stopt. Houd uw hoofd en schouders stil. Doe dit twee keer met de klok mee en twee keer tegen de klok in. Om uw ogen hierna te verzachten, wrijft u uw handpalmen tegen elkaar tot ze warm aanvoelen en plaatst u ze zachtjes over uw gesloten ogen.

Leeuw

Dit is een klassieke yoga-houding waardoor uw hele gezicht wordt gerekt. Ga gemakkelijk staan, zitten of liggen en doe uw ogen wijd open, open uw mond en steek uw tong naar beneden uit, waarbij u een kleine grom van tevredenheid maakt. Spreid en strek uw vingers tegelijkertijd zodat er rek door uw hals, schouders en armen naar beneden gaat, hiermee wordt het effect vergroot.

Hals
doelgerichte oefeningen

Er zijn weinig betere voorbeelden van de schoonheid en complexiteit van het menselijk lichaam dan de nek. De nek, die voornamelijk als verbinding tussen de romp en het hoofd fungeert, vormt niet alleen de vitale overbrugging van de afstand tussen hersenen en lichaam, de verbinding met de ruggegraat, maar heeft ook een grote mate van beweeglijkheid. De nek kan het hoofd 90 graden naar links en rechts laten draaien of het hoofd naar voren en achteren laten kantelen, en alle mogelijke combinaties van beide bewegingen uitvoeren. Tegelijkertijd draagt de nek een zeer zware last – uw hoofd, dat 6-8 kg van uw lichaamsgewicht uitmaakt.

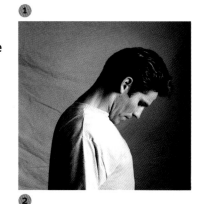

Rekoefeningen voor de nek kunnen aanvankelijk nogal onplezierig en zorgwekkend zijn. Maar als u in het begin rustig met uw nek werkt en op de boodschappen let die uw lichaam geeft, hoeft u niet bang te zijn dat u uw hoofd verliest. Het zal niet lang duren voordat u de voordelen voelt van een grotere bewegingsvrijheid.

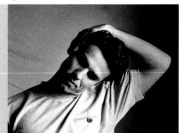
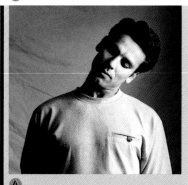
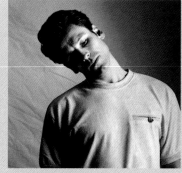
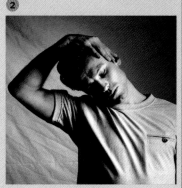
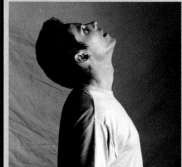

Zijwaartse hoofdomhelzing
Terwijl u gemakkelijk op de vloer of op een stoel zit, kantelt u uw hoofd naar links, zodat uw linkeroor naar uw schouder beweegt. Reik omhoog met uw linkerarm en houd uw hoofd vast (1). Ontspan uw linkerarm zodat het gewicht van de arm een natuurlijke zachte druk uitoefent. Om deze rek te versterken tilt u uw rechterarm op totdat deze horizontaal is en buigt u uw hand bij de pols. Houd dit 20 seconden vol, laat dan los en doe hetzelfde met de andere kant (2).

Hoofdkruis
Laat uw hoofd naar voren vallen totdat uw kin op uw borst rust (1). Hef het hoofd vervolgens langzaam op en laat het naar rechts zakken, waarbij u probeert om met uw oor uw schouder aan te raken (2). Laat het hoofd vervolgens naar links zakken, waarbij u weer probeert om met uw oor uw schouder aan te raken (3). Kijk tenslotte omhoog naar het plafond. Houd uw schouders stil en recht en laat uw kaak los hangen (4). Doe deze reeks drie keer.

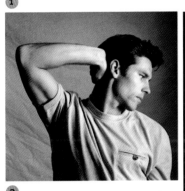

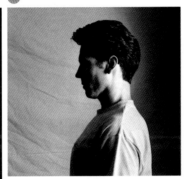

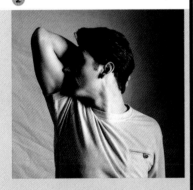

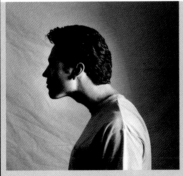

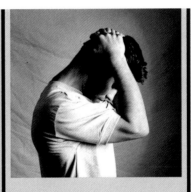

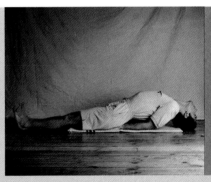

Hoofd- en nekdraai

Ga gemakkelijk op de grond of op een stoel zitten. Plaats uw rechterhand op uw achterhoofd bij de schedelbasis. Kantel uw hoofd naar beneden en draai uw hoofd, zodat u naar uw linkerschouder kijkt. Gebruik hierbij uw hand om zachtjes tegen uw hoofd te duwen (1). Draai vervolgens uw hoofd en kijk omhoog en naar rechts, waarbij u uw hoofd tegen de rechterarm drukt (2). Wissel. Probeer elke houding ten minste 15 seconden aan te houden.

Kip

U kunt zich deze beweging goed voorstellen als u denkt aan de komische manier waarop een kip haar kop beweegt. Laat uw kin naar beneden wijzen zonder dat uw nek naar voren gaat en trek hem dan langzaam in (1), waarbij u uw rug en schouders zo stil mogelijk houdt. Breng uw hoofd vervolgens langzaam naar voren met uw kin voorop totdat het zo ver mogelijk naar voren is gestrekt (2). Herhaal deze beweging vijf keer.

Hoofdomhelzing

Dit is een zeer goede rekoefening om hoofdpijn kwijt te raken. Ga staan of zitten en laat uw hoofd naar voren vallen, waarbij u uw kin naar uw borst brengt, maar uw rug recht houdt, Vouw uw handen op uw achterhoofd. Ontspan uw armen, zodat hun gewicht uw hoofd zachtjes naar binnen en naar beneden drukt. Houd deze houding gedurende ten minste 10 seconden vol, laat dan los en ontspan.

Vis

Deze yoga-oefening is zeer goed voor de nek. Ga op uw rug liggen met uw handpalmen naar beneden en uw armen onder uw billen. Terwijl u met uw ellebogen uw lichaam ondersteunt, tilt u uw bovenlichaam op door uw rug te buigen totdat de bovenkant van uw hoofd op de vloer rust. Denk eraan dat u uw gewicht op uw ellebogen houdt en dat u uw rug gebogen maar ontspannen houdt. Haal diep adem en voel uw borst openen en uw longen uitzetten. Houd dit 30 seconden tot een minuut vast voordat u zich weer voorzichtig laat zakken.

Schouders
doelgerichte oefeningen

Uw schouders zijn de eerste lichaamsdelen die te lijden hebben wanneer de spanningen van het dagelijkse leven uw lichamelijk welzijn aantasten. Een van de eerste tekenen van spanning of stress is dat uw schouders omhoog gaan naar uw oren, en het kost veel tijd en inspanning om ze los te maken.

Er zijn ook eenvoudiger, fysieke oorzaken waardoor de schouders te lijden hebben, zoals het dragen van een zware schoudertas of verkeerd zitten: door alleen maar op de armleuningen van een stoel te leunen, kunnen uw schouders omhoog worden geduwd. Als u leert ontspannen en uw schouders los te laten, zal uw houding verbeteren, uw ademhaling dieper worden en zult u zich meer op uw gemak voelen.

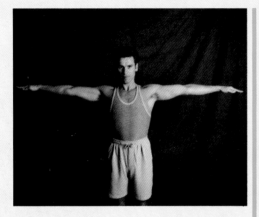

'T'-vorm
Ga gemakkelijk staan en hef uw armen langzaam zijwaarts op totdat ze evenwijdig zijn aan de vloer, terwijl u ze recht houdt bij de ellebogen. Strek ze volledig uit door ook uw vingers uit te strekken en let er tegelijkertijd op dat u uw schouders niet optilt of spant. Een spiegel kan hierbij helpen, want dan kunt u zien of uw schouders vlak blijven. Probeer deze houding een minuut aan te houden – het is niet zo gemakkelijk als het lijkt.

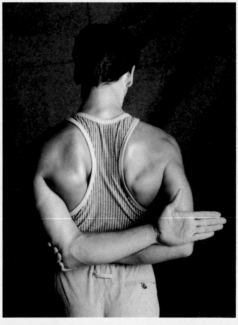

Halve Nelson
Breng uw linkerarm achter uw rug, houd hem met uw rechterhand vast bij de elleboog en trek hem naar achteren en naar rechts, waardoor u uw schouder rekt. Zorg ervoor dat beide ellebogen gebogen blijven en uw lichaam rechtop blijft. Blijf ongeveer 30 seconden in deze rekhouding en wissel dan de armen.

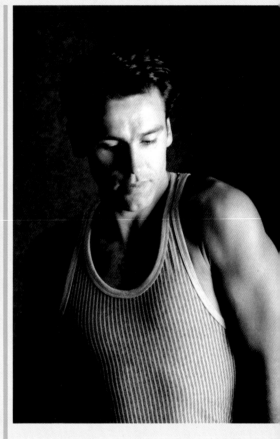

Schouderrollen
Terwijl u staat met uw armen ontspannen langs uw zijden, heft u een schouder op naar uw oor en draait hem vervolgens langzaam naar voren en naar beneden, waarna u hem naar achteren weer omhoog naar uw oor draait, waarbij u een zo groot mogelijke cirkel met uw schouder probeert te beschrijven. Doe dit drie keer in de ene richting en vervolgens drie keer in de andere, voordat u overgaat naar de andere schouder. Let erop dat u de rest van uw lichaam zo stil mogelijk houdt zonder spieren te spannen en dat u alleen uw schouders beweegt.

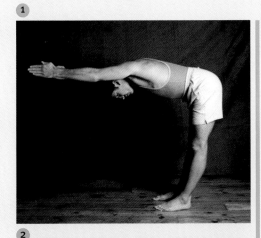

Kippenvleugels

Dit herinnert u wellicht aan het soort spelletjes dat u als kind deed. Maak vuisten en plaats ze in uw oksels en beweeg uw armen vervolgens krachtig op en neer en probeer daarbij de verleiding om vrolijk te kakelen te onderdrukken. Fladder ongeveer 30 seconden.

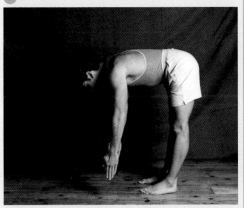

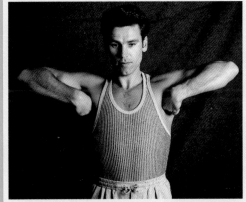

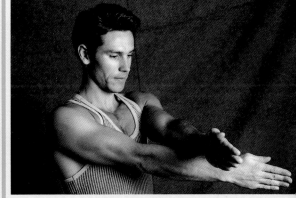

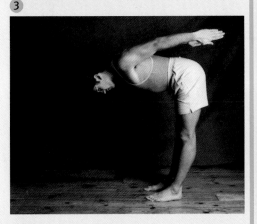

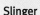

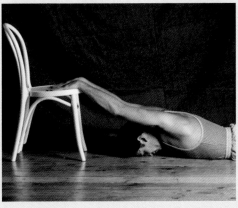

Scharen

Ga rechtop staan met uw voeten op heupwijdte van elkaar en strek uw armen recht voor u uit met uw handpalmen tegenover elkaar. Kruis uw armen en kruis ze dan weer met krachtige maar beheerste bewegingen en nu met de andere arm boven. Beweeg ze omhoog en omlaag van schouderhoogte naar heuphoogte en weer terug. Doe dit twee keer.

Slinger

Terwijl u met uw voeten op heupwijdte van elkaar staat, buigt u vanuit uw middel voorover, totdat uw bovenlichaam ongeveer evenwijdig is aan de vloer, maar zonder ook maar iets te forceren. Als deze houding onplezierig is, heft u uw bovenlichaam iets op. Zwaai met uw armen losjes naar voren vanuit de schouders en probeer ze boven uw hoofd te zwaaien (1), en bij de terugzwaai (2) brengt u ze boven de heupen (3). Houd uw lichaam stil en concentreer u op de beweging in uw armen en schouders. Herhaal dit ten minste tien keer, en geniet van de vrije en gemakkelijke beweging.

Schouderhang

Terwijl u met uw gezicht naar beneden op de vloer ligt met ongeveer 20 centimeter afstand tussen uw hoofd en een stoel, tilt u uw beide armen op en laat u uw handpalmen op de stoelzitting rusten. Strek beide armen en laat uw hoofd naar de vloer zakken. Probeer maximaal een minuut in deze houding te ontspannen. Zorg ervoor dat u pauzeert voordat u het opnieuw probeert.

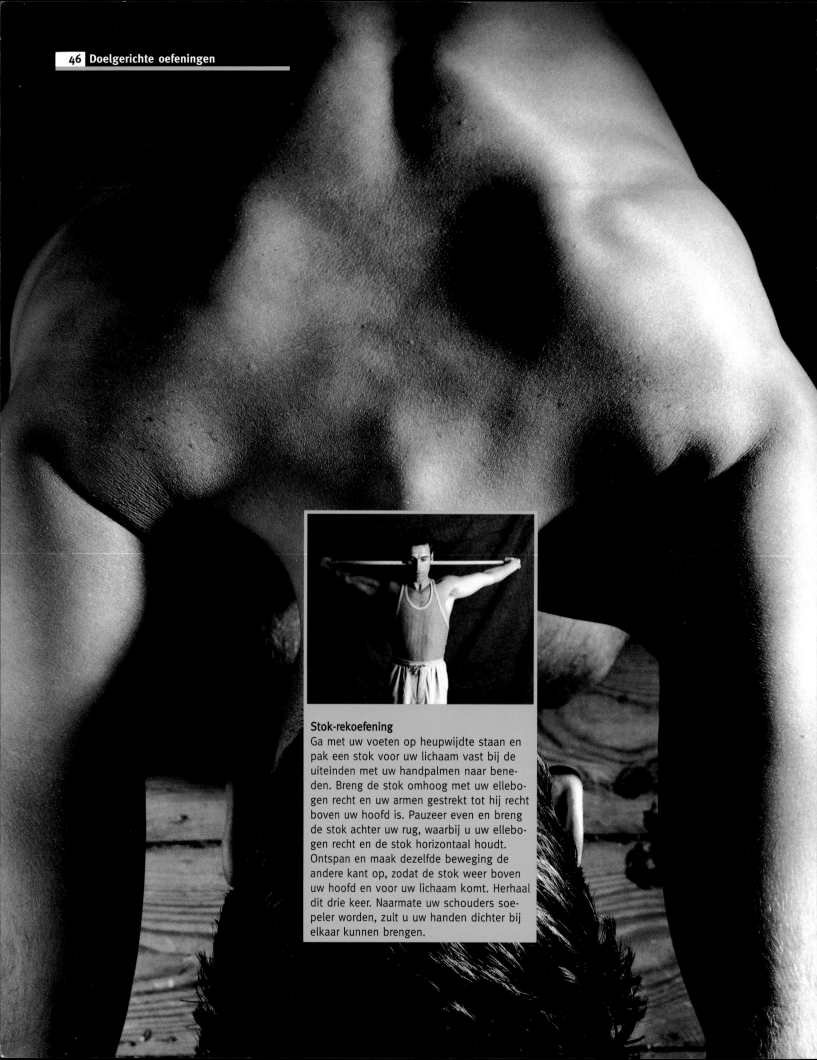

Stok-rekoefening

Ga met uw voeten op heupwijdte staan en
pak een stok voor uw lichaam vast bij de
uiteinden met uw handpalmen naar beneden. Breng de stok omhoog met uw ellebogen recht en uw armen gestrekt tot hij recht
boven uw hoofd is. Pauzeer even en breng
de stok achter uw rug, waarbij u uw ellebogen recht en de stok horizontaal houdt.
Ontspan en maak dezelfde beweging de
andere kant op, zodat de stok weer boven
uw hoofd en voor uw lichaam komt. Herhaal
dit drie keer. Naarmate uw schouders soepeler worden, zult u uw handen dichter bij
elkaar kunnen brengen.

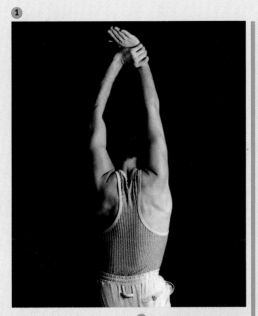

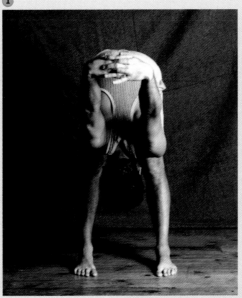

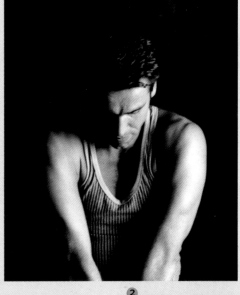

Schouderrek

Terwijl u gemakkelijk op de vloer staat of zit, heft u uw rechterarm boven uw hoofd, waarbij u uw linkerarm kan gebruiken om hem voorzichtig wat hoger op te trekken, zodat de rechterkant van uw lichaam wordt gerekt

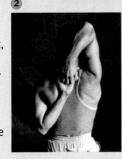

(1). Buig uw rechterelleboog, zodat uw onderarm naar beneden en achter uw hoofd wordt gebracht, terwijl u uw rechterelleboog met uw linkerhand vasthoudt. Duw uw rechterarm nog wat meer naar beneden waardoor de rek in uw schouder groter wordt, maar zorg ervoor dat uw rechterelleboog naar boven blijft wijzen. Breng uw linkerarm achter uw rug en laat de handen in elkaar grijpen (2), of als u er niet helemaal bij kunt, pakt u uw shirt vast. Blijf ongeveer 30 seconden in deze houding, of zo lang het gemakkelijk gaat. Als dit erg moeilijk is, herhaal dan gewoon de eerste fase zonder te proberen de handen ineen te laten grijpen. Wissel van armen en herhaal.

Vooroverbuigen met gevouwen handen

Ga met uw benen op heupwijdte van elkaar staan en vouw uw handen achter uw rug, met uw vingers gekruist en uw handpalmen naar boven gekeerd. Buig voorover vanuit uw middel en laat uw

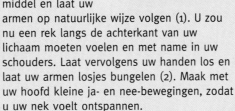

armen op natuurlijke wijze volgen (1). U zou nu een rek langs de achterkant van uw lichaam moeten voelen en met name in uw schouders. Laat vervolgens uw handen los en laat uw armen losjes bungelen (2). Maak met uw hoofd kleine ja- en nee-bewegingen, zodat u uw nek voelt ontspannen.

Schoudervouw

Terwijl u op een stoel zit of gemakkelijk rechtop staat met uw armen langs uw zijden, trekt u uw beide schouders, die u laag en recht houdt, naar voren alsof ze elkaar voor uw lichaam zouden moeten raken (1).

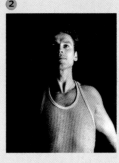

Houd deze houding ongeveer tien seconden vast. Draai de rekoefening dan om door uw schouders naar achteren te trekken, alsof ze elkaar achter uw rug zouden moeten raken (2). Houd ook deze rekhouding tien seconden vast.

Armen en handen
doelgerichte oefeningen

Denk aan de minieme, maar complexe handelingen die nodig zijn om uw schoenveters te strikken of een briefje te schrijven. Vergelijk dit met het dragen van zware boodschappen en u begint een idee te krijgen van de gevarieerde dagelijkse werklast van uw handen en armen. Veel recreatieve activiteiten vergen ook veel van ze – denk aan de inspanning die nodig is bij tennissen of zelfs voor breien of handwerken. Onze handen en armen krijgen zelden gelegenheid om te ontspannen.

Het is dus geen wonder dat dit deel van het lichaam vaak last heeft van stijfheid en ongemakken. Lichte rekoefeningen en manipulatie zal de lenigheid en kracht stimuleren, en helpen om de druk te verminderen op deze vaak verwaarloosde delen van het lichaam.

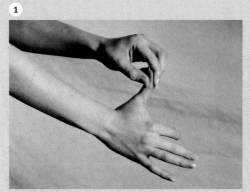

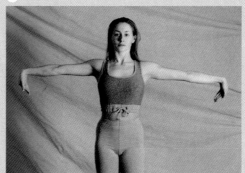

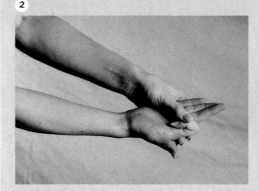

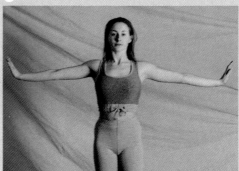

Duim- en vingerdraaiingen
Dit is niet zozeer een oefening als wel een lichte massage van de handen die zowel plezierig als weldadig is. Pak elke vinger om de beurt zachtjes vast met de andere hand, beginnend bij de duim, en draai hem zover hij kan in beide richtingen (1). Vervolgens begint u weer met uw duim en drukt u uw vingers en uw duim zachtjes zo ver mogelijk naar beneden in de richting van uw arm en daarna zo diep mogelijk in de palm van de hand (2). Doe dit eerst met de ene en vervolgens met de andere hand.

'T'-vorm met polsbeweging
Terwijl u gemakkelijk staat, heft u langzaam uw beide armen met rechte ellebogen zijwaarts op totdat ze horizontaal zijn met de vloer. Strek ze volledig, waarbij u ook uw vingers strekt, terwijl u erop let dat u uw schouders niet spant of omhoog beweegt. Buig uw polsen 30 keer (1 en 2) op en neer, laat vervolgens uw armen zakken en schud ze licht om te ontspannen. Hef ze weer op en deze keer draait u uw handen 15 keer in de ene richting en 15 keer in de andere.

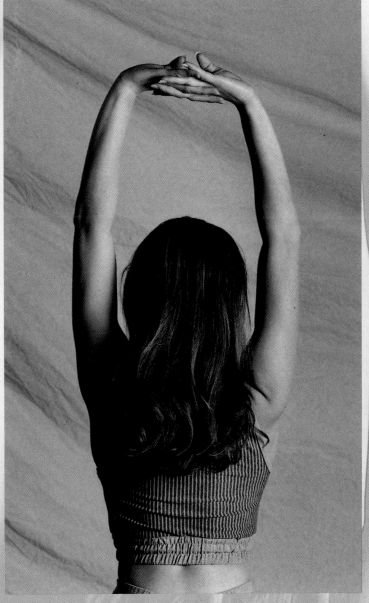

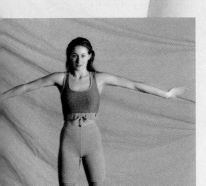

Vleugelslag
Ga gemakkelijk staan met uw voeten op heupwijdte van elkaar en uw armen langs uw zijden. Draai uw armen zodat uw handpalmen naar buiten zijn gekeerd en uw duimen naar achteren wijzen. Hef uw armen langzaam zo hoog als u kunt op zonder uw schouders te krommen, laat ze daarna weer net zo langzaam zakken. Herhaal dit vijf keer.

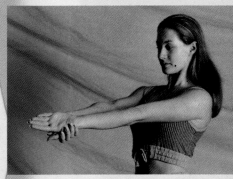

Handpalmdraaiingen
Strek uw linkerarm recht voor u uit met de handpalm naar boven gekeerd. Draai de handpalm van de schouder af naar buiten, (met de klok mee), waarbij u uw rechterhand gebruikt om de draai te vergroten als dat nodig is. Houd dit 15 seconden vol en herhaal met de andere kant, waarbij u de rechterhandpalm naar buiten draait (tegen de klok in).

Toren
Terwijl u op een stoel zit met uw voeten plat op de vloer, kruist u uw vingers en met uw handpalmen naar boven gekeerd strekt u uw armen boven uw hoofd. Zorg ervoor dat uw ellebogen recht zijn en uw bovenarmen achter uw oren zijn getrokken. Ontspan en haal adem. Houd dit ongeveer een minuut vast, voordat u rust en de oefening herhaalt. Laat uw vingers los en kruis ze weer met de andere duim boven voordat u de oefening nog twee keer herhaalt.

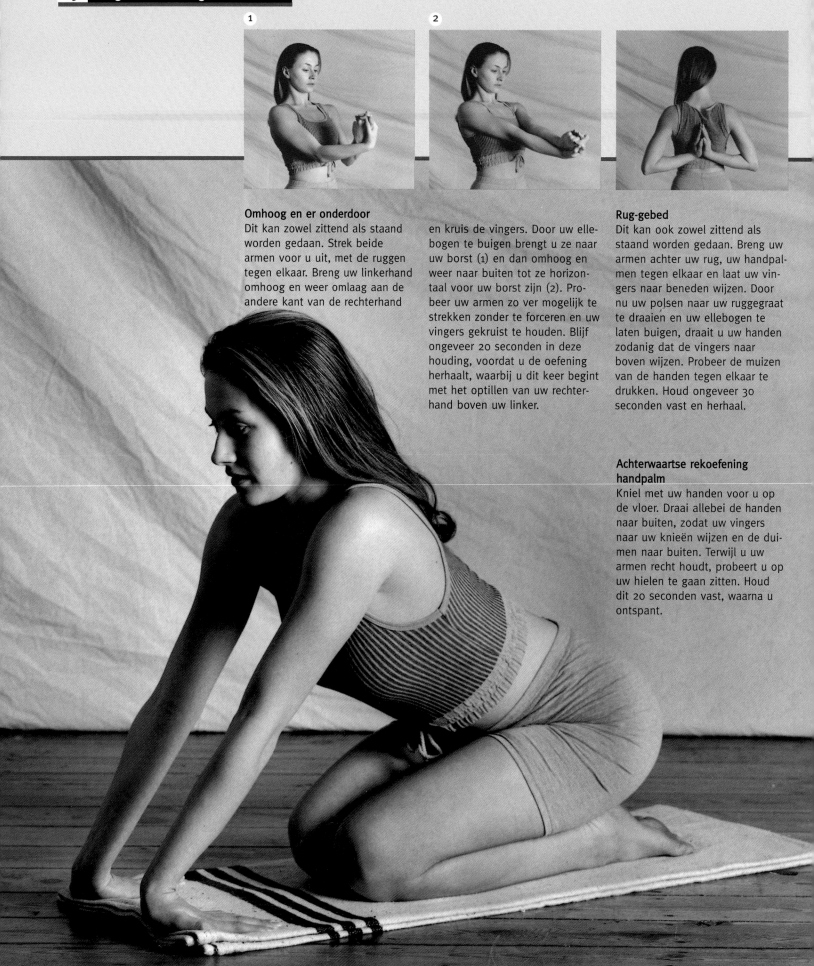

Omhoog en er onderdoor

Dit kan zowel zittend als staand worden gedaan. Strek beide armen voor u uit, met de ruggen tegen elkaar. Breng uw linkerhand omhoog en weer omlaag aan de andere kant van de rechterhand en kruis de vingers. Door uw ellebogen te buigen brengt u ze naar uw borst (1) en dan omhoog en weer naar buiten tot ze horizontaal voor uw borst zijn (2). Probeer uw armen zo ver mogelijk te strekken zonder te forceren en uw vingers gekruist te houden. Blijf ongeveer 20 seconden in deze houding, voordat u de oefening herhaalt, waarbij u dit keer begint met het optillen van uw rechterhand boven uw linker.

Rug-gebed

Dit kan ook zowel zittend als staand worden gedaan. Breng uw armen achter uw rug, uw handpalmen tegen elkaar en laat uw vingers naar beneden wijzen. Door nu uw polsen naar uw ruggegraat te draaien en uw ellebogen te laten buigen, draait u uw handen zodanig dat de vingers naar boven wijzen. Probeer de muizen van de handen tegen elkaar te drukken. Houd ongeveer 30 seconden vast en herhaal.

Achterwaartse rekoefening handpalm

Kniel met uw handen voor u op de vloer. Draai allebei de handen naar buiten, zodat uw vingers naar uw knieën wijzen en de duimen naar buiten. Terwijl u uw armen recht houdt, probeert u op uw hielen te gaan zitten. Houd dit 20 seconden vast, waarna u ontspant.

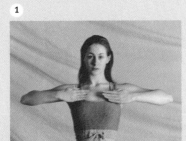
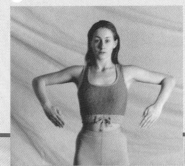
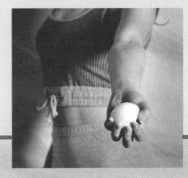

Verkeersagent

Terwijl u gemakkelijk rechtop staat, spreid u uw armen, waarbij u ze op één lijn met uw schouders en parallel aan de vloer houdt. Draai uw handpalmen naar achteren en buig uw onderarmen vanaf de elleboog, zodat u ze naar uw borst brengt, totdat ze op schouderhoogte zijn (1). Ga dan terug naar de uitgangspositie (2). Herhaal dit 20 keer, waarbij u uw armen steeds parallel met uw schouders houdt.

Tennisbal knijpen

Pak in elke hand een tennisbal en knijp achter elkaar zo hard als u kunt zonder te forceren. U kunt dit variëren door uw armen omhoog of omlaag of voor uw lichaam te brengen. Houd uw ellebogen recht maar niet op slot terwijl u knijpt. U kunt dit zo lang en zo vaak doen als u wilt.

Pinguïnslag

Dit lijkt veel op de vleugelslag op blz. 49. Terwijl u gemakkelijk rechtop staat, brengt u uw armen achter uw rug, waarbij u uw ellebogen recht houdt en uw handpalmen naar boven laat wijzen. Houd de rest van uw lichaam stil, breng uw armen zo ver mogelijk achter u omhoog zonder u daarvoor in te spannen en laat ze vervolgens zakken. Herhaal dit 10 keer en voel de rek in de naar buiten gekeerde kant van uw armen.

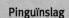

Rug
doelgerichte oefeningen

Uw ruggegraat is berekend op vier bewegingsrichtingen: een voorwaartse, achterwaartse, zijwaartse en roterende of draaiende beweging. Normaal gesproken buigen we echter meestal voorover en hebben we gespannen, onnatuurlijke, voorovergebogen houdingen. Denk aan het voorover leunen om te schrijven, eten, de afwas te doen, de krant te lezen, het bed op te maken. Veel mensen krijgen rugpijn van deze onevenwichtigheid.

Uw rug en de ondersteunende spieren zullen sterker worden, uw houding beter en aantrekkelijker en u zult vrijer ademhalen. Werk bij rugoefeningen licht en zorgvuldig, streef een geleidelijke en blijvende verbetering na.

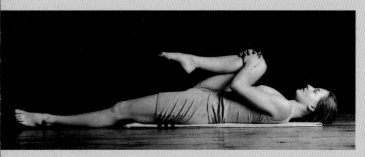

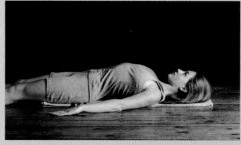

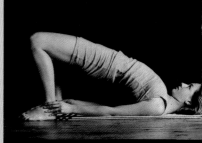

Rekoefening knie-naar-borst
Terwijl u op uw rug op de vloer ligt, buigt u uw rechterknie en terwijl u hem met beide handen vasthoudt, trekt u uw knie naar uw borst, waar u hem zachtjes tegenaan laat veren. Herhaal na 30 seconden met het andere been. Als u een wat moeilijker versie van deze oefening wilt proberen, kunt u de rekoefening hoofd-naar-knie doen (hieronder).

Rekoefening kleine brug
U ligt op uw rug op de vloer, benen gestrekt, handen zachtjes rustend op de heupen. Maak uw rug plat tot hij overal de vloer raakt. Krom de rug vervolgens zo dat alleen uw schouders en uw billen de vloer raken. Herhaal dit 10 keer.

Brughouding
Ga op uw rug op de vloer liggen met uw knieën gebogen en uw voeten op heupwijdte van elkaar. Pak uw enkels vast – als u er niet bij kunt, houdt u uw armen gestrekt en zet u uw handpalmen plat op de vloer. Breng uw bekken zo ver mogelijk omhoog (1). Houd 15 seconden vast en laat hem dan weer ruggewervel voor ruggewervel langzaam zakken. Herhaal deze oefening, maar plaats dit keer uw handpalmen recht onder uw schouder met de vingers naar de voeten gekeerd. Strek uw ellebogen en breng uw bekken en buik omhoog. Rust een paar tellen op uw hoofd. U kunt uw rug nog verder rekken door uw ellebogen en knieën zoveel mogelijk te strekken, terwijl u uw rug kromt (2). Laat uzelf na ongeveer 15 seconden weer ruggewervel voor ruggewervel zakken.

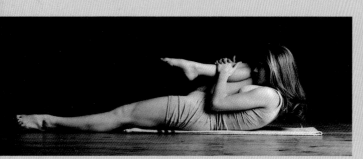

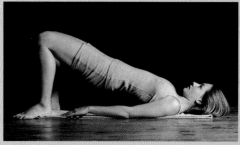

Rekoefening hoofd-naar-knie
Dit is een iets moeilijker versie van de rekoefening knie-naar-borst hierboven. Begin weer met op de vloer te gaan liggen en terwijl u uw knie met beide handen vasthoudt, trekt u hem naar uw borst. Til dit keer echter uw hoofd op en probeer uw knie aan te raken met uw voorhoofd. Als extra verzwaring van deze rekoefening zou u kunnen proberen om uw knie met uw neus of uw oor aan te raken. Ontspan na ongeveer 30 seconden en herhaal met de andere kant.

Bekkendruk
Ga op uw rug op de vloer liggen met uw knieën gebogen en uw voeten op heupwijdte van elkaar. Terwijl u uw voeten en schouders stil houdt, brengt u uw bekken zo ver mogelijk omhoog en laat hem dan weer langzaam zakken. Herhaal dit 10 keer. Wanneer u zich voor de laatste keer laat zakken, doet u dat heel langzaam, waarbij u de ene ruggewervel na de andere op de vloer laat zakken, te beginnen bij de bovenkant van uw ruggegraat.

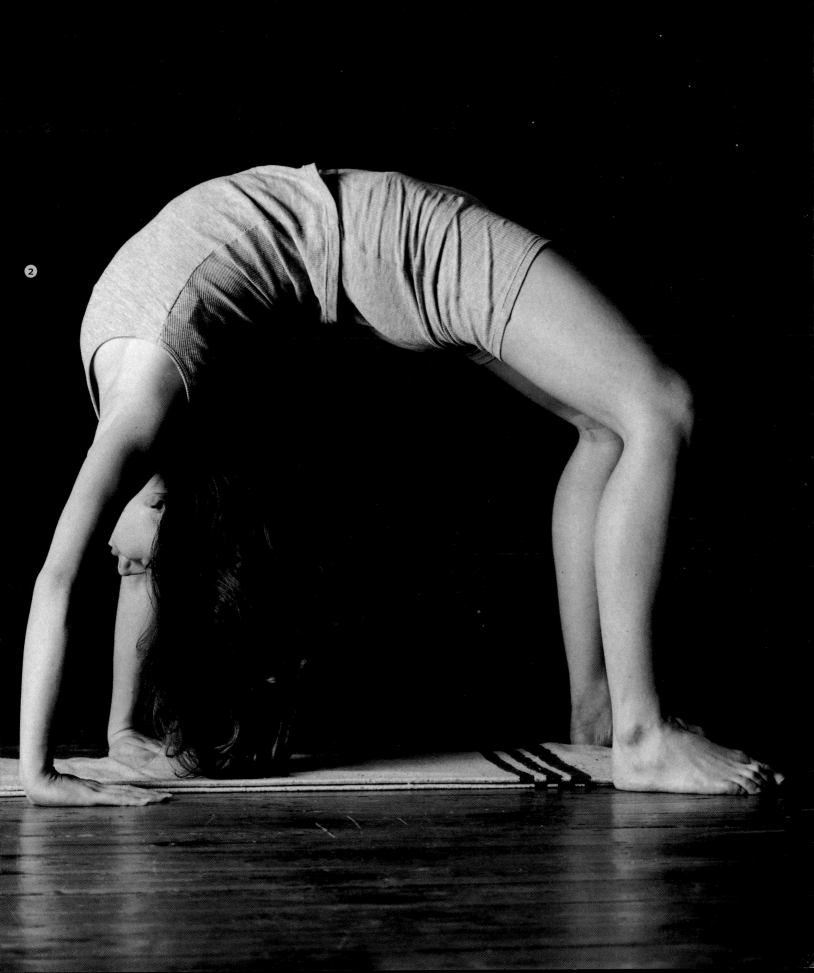

Zittende rugdraai

Door de beschrijving van deze rekoefening kan hij ingewikkeld lijken, maar dat is hij eigenlijk helemaal niet. Ga op de vloer zitten met beide benen recht voor u uitgestrekt en uw rug recht. Pak uw rechterbeen vast en terwijl u de knie buigt, zet u uw voet neer aan de linkerkant van uw linkerknie. Zet uw rechterhand op de vloer achter uw rechterbil en houd uw elleboog recht. Til uw linkerarm op en breng hem over uw rechterknie terwijl u de elleboog recht houdt. Laat uw linkerhand licht op uw rechterbeen rusten. Draai uw hoofd zo ver als u kunt over uw rechterschouder, terwijl u zich voorstelt dat u uw onderrug optilt. Blijf een minuut in deze houding of zo lang als het gaat. Draai uw hoofd even naar voren, net voordat u loslaat. Herhaal met de andere kant. Onthoud 'tegenovergestelde armen en benen' – de arm die eroverheen gaat is de tegenovergestelde van het been dat omhoog gaat.

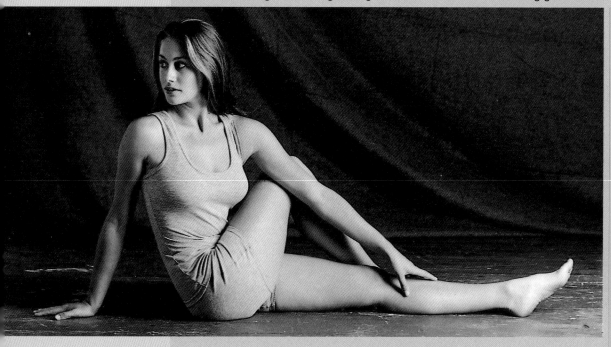

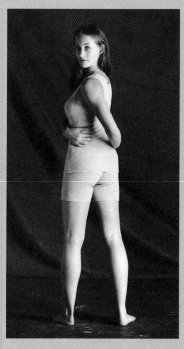

Staande draai

Ga stevig staan met uw voeten op heupwijdte van elkaar. Blijf met uw bovenbenen en knieën naar voren wijzen en draai uw bekken en bovenlichaam, zodat u achterom kijkt. Terwijl u met uw armen om u heen reikt, probeert u bij iedere ademhaling nog wat verder te draaien, waarbij u steeds uw schouders recht houdt. Na 30 seconden draait u de andere kant op.

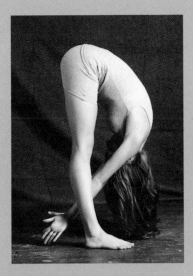

Voorwaartse buiging en hang

Met uw voeten op heupwijdte van elkaar en de knieën los, buigt u voorover vanuit het middel en reikt u naar uw voeten. Het bovenlichaam moet aanvoelen alsof het aan uw heupen hangt. Terwijl u uw gewicht goed verdeeld houdt over uw voeten, ontspant u uw maag met elke ademhaling en laat u uw rug losser worden. Als u er genoeg van hebt, rolt u zich weer langzaam ruggewervel voor ruggewervel uit. Stel u voor dat uw rug ruggewervel voor ruggewervel rechter wordt.

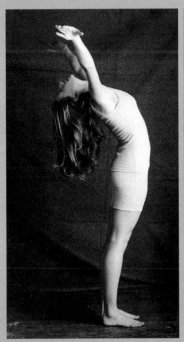

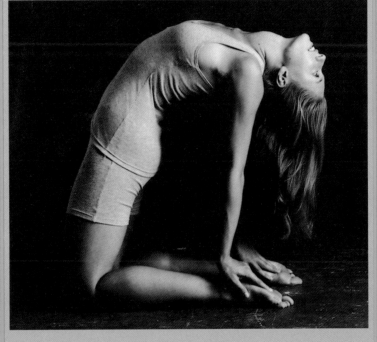

1

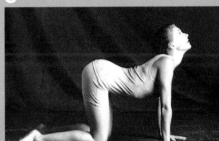

2

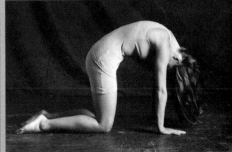

Achterwaartse buiging

Ga met uw voeten op iets meer dan heupwijdte van elkaar staan voor een beter evenwicht en leg uw handen op uw heupen. Span uw billen, rek u uit naar achteren en laat uw handen langs de achterkant van uw bovenbenen glijden voor het evenwicht. U zou de rek in zowel de spieren van uw bovenrug als uw buik moeten voelen. Als u goed in evenwicht staat en uw rug nog soepeler is, kunt u de achterwaartse buiging met uw handen boven uw hoofd doen.

Kamelenstrek

Dit is een achterwaartse buigoefening voor gevorderden. Terwijl u op de vloer knielt met uw benen op iets meer dan heupwijdte van elkaar, reikt u langzaam met uw rechterhand naar achteren en legt u hem bovenop uw rechtervoet, waarbij u uw bekken omhoog houdt en naar voren laat wijzen. Zodra u in evenwicht bent, brengt u uw linkerhand naar beneden tot hij op uw linkervoet ligt. Houd uw billen tegen elkaar gespannen, zodat uw onderrug niet wordt geforceerd en duw uw heupen naar voren.

Kattenrug

Terwijl u op de vloer knielt met uw handen direct onder uw schouders, buigt u uw rug naar beneden, zodat hij hol wordt, waarbij u tegelijkertijd uw hoofd optilt (1). Buig uw rug vervolgens naar boven in een bult en laat uw hoofd vallen (2).
Doe dit ongeveer 10 keer.

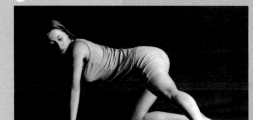

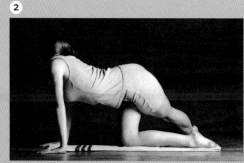

Voetvolgen

Terwijl u op handen en knieën staat, strekt u uw linkerbeen zijwaarts, waarbij u het been recht houdt en uw tenen op de vloer. Draai uw hoofd naar links en kijk naar uw voet (1). Draai nu uw been achter u naar de andere kant, waarbij u uw been recht en dichtbij de grond houdt, en draai uw hoofd naar rechts totdat u uw been weer ziet (2). Herhaal twee keer voordat u van been wisselt.

Zijwaarts beenheffen

Dit is een oefening uit de fysiotherapie. Ga op uw linkerzij op de vloer liggen. Laat uw hoofd op uw linkerhand rusten en plaats uw rechterhand voor u ter ondersteuning. Doe uw rechterknie op slot, terwijl u erop let dat uw lichaam recht ligt. Buig uw voet en hef uw been dan zo ver mogelijk op. Laat het been langzaam zakken en herhaal dit 10 keer. Ontspan en herhaal dit op de andere zij.

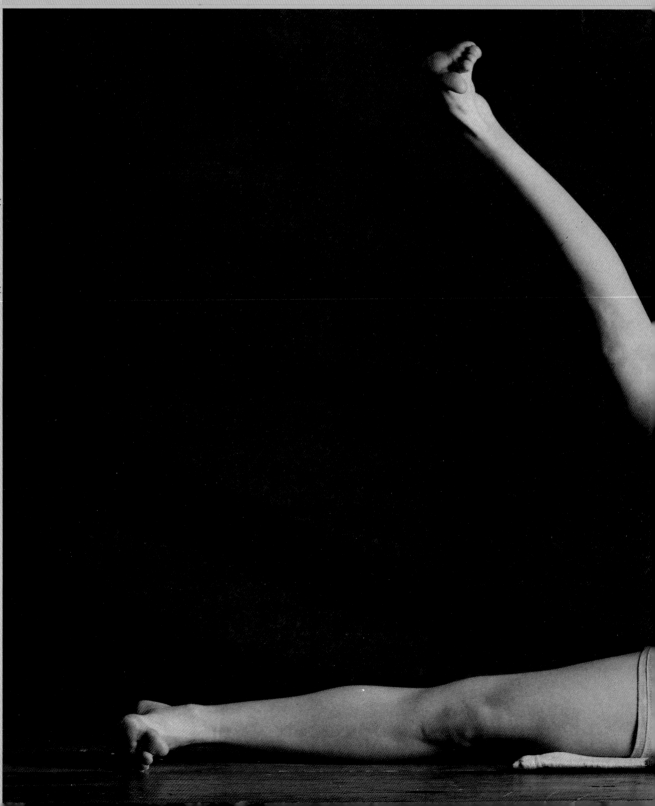

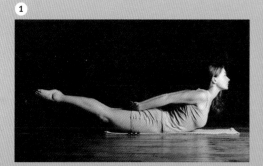

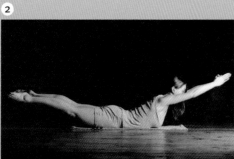

De boothouding en variaties daarop

Terwijl u op uw buik op de vloer ligt, vouwt u uw handen ineen achter uw rug en strekt u uw armen. Adem in, til uw hoofd, bovenlichaam en benen op en houd dit zo lang het gaat vol (1). U kunt dit variëren door uw armen gestrekt voor u te houden (2). Als u uw bovenlichaam en benen hebt opgetild, kunt u krachtig heen en weer bewegen als een boot op de golven.

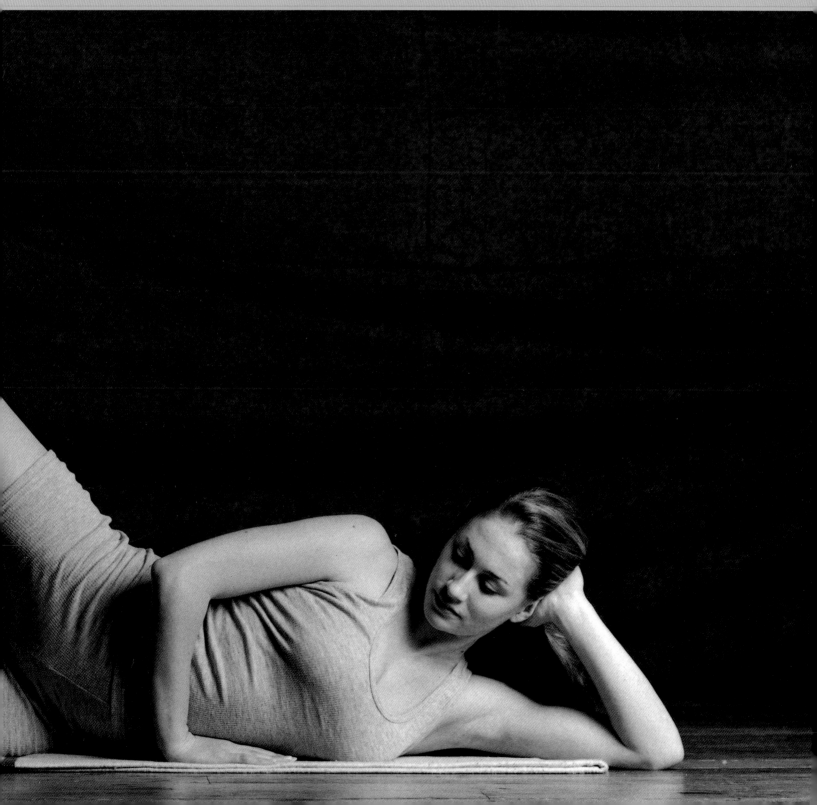

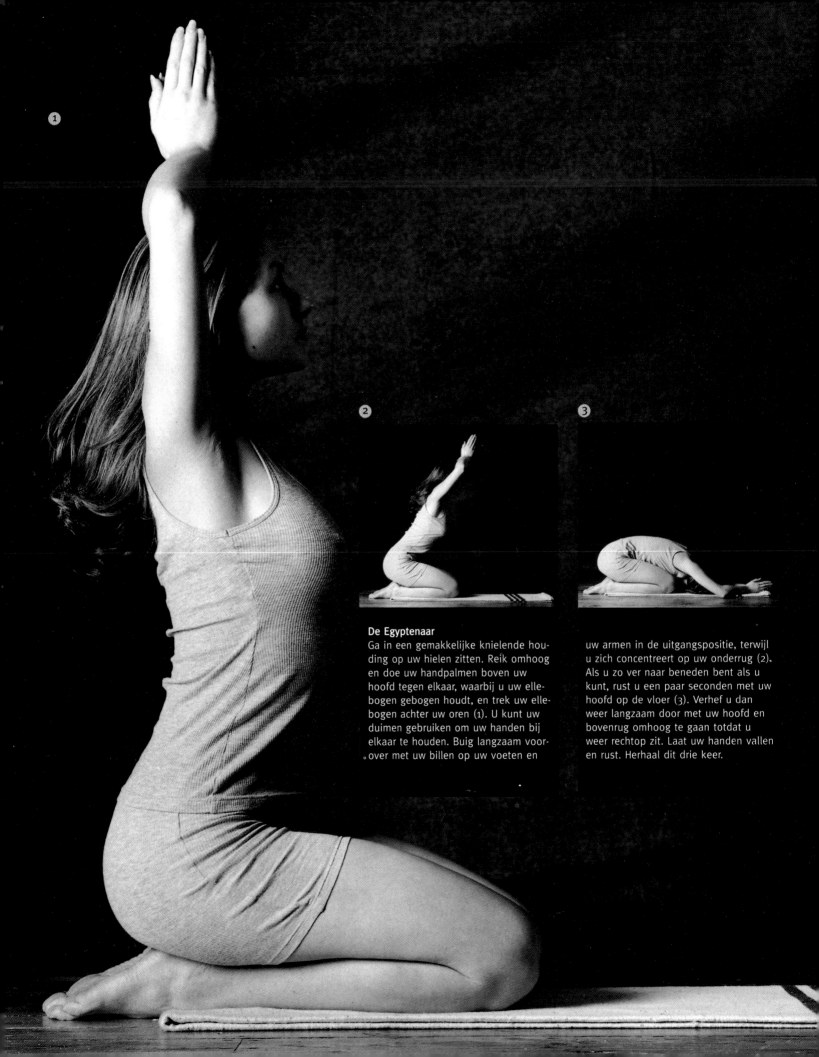

De Egyptenaar

Ga in een gemakkelijke knielende hou-ding op uw hielen zitten. Reik omhoog en doe uw handpalmen boven uw hoofd tegen elkaar, waarbij u uw elle-bogen gebogen houdt, en trek uw elle-bogen achter uw oren (1). U kunt uw duimen gebruiken om uw handen bij elkaar te houden. Buig langzaam voor-over met uw billen op uw voeten en

uw armen in de uitgangspositie, terwijl u zich concentreert op uw onderrug (2). Als u zo ver naar beneden bent als u kunt, rust u een paar seconden met uw hoofd op de vloer (3). Verhef u dan weer langzaam door met uw hoofd en bovenrug omhoog te gaan totdat u weer rechtop zit. Laat uw handen vallen en rust. Herhaal dit drie keer.

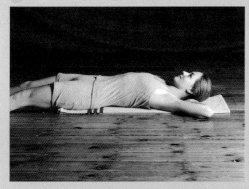

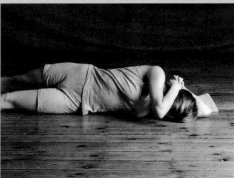

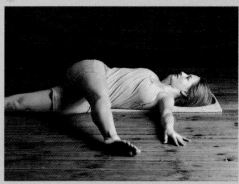

Liggende rugdraai

Er zijn twee soorten draaien die u met uw rug plat op de vloer en zelfs in bed kunt doen. De ene richt zich op het bovenste gedeelte van de ruggegraat en de andere op het onderste gedeelte. Voor het bovenste gedeelte vouwt u uw handen achter uw hoofd, waarbij u uw elle-bogen plat op de vloer laat vallen (1). Terwijl u uw hielen op de vloer houdt, draait u uw bovenlichaam naar links en probeert u met uw rechterelleboog de vloer te raken naast uw lin-kerelleboog (2). Houd dit ongeveer 30 seconden vast en ontspan vervolgens voordat u naar de andere kant draait. Voor het onderste gedeelte van de ruggegraat tilt u uw rechter-been op en beweegt u hem naar links over uw linkerbeen, terwijl u uw schouders plat op de vloer houdt (3). U kunt deze rekoefening ver-zwaren door uw hoofd naar rechts te draaien.

De ploeg

Dit is een zeer krachtige yoga-rekoefening voor uw hele lichaam. Ga op uw rug op de vloer liggen met uw armen langs uw zijden en uw handpalmen naar beneden. Zorg ervoor dat er achter uw hoofd voldoende ruimte is. Buig uw knieën, breng uw benen naar uw borst en zwaai ze over uw hoofd tot uw voe-ten de vloer raken en u op uw nek rust.

Als uw voeten de vloer niet raken, zet dan een stoel of een krukje neer, waarop ze kunnen rusten. Terwijl u uw kin bij uw borst houdt, vouwt u uw handen met gestrekte armen en probeert u uw tenen op de vloer te laten rus-ten. U zult merken dat de rek wordt versterkt als u uw ellebogen dichter bij elkaar trekt.

U kunt de rekoefening nog meer verzwaren door uw armen los te laten en uw knieën te buigen, zodat ze naast uw oren rusten. Reik naar achteren en houd uw voeten vast (2). Als u klaar bent om naar beneden te komen, houdt u uw benen gebogen en dichtbij uw borst en laat u uw armen uw rug ondersteu-nen, terwijl u zichzelf langzaam ruggewervel voor ruggewervel uitrolt.

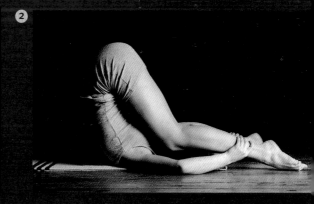

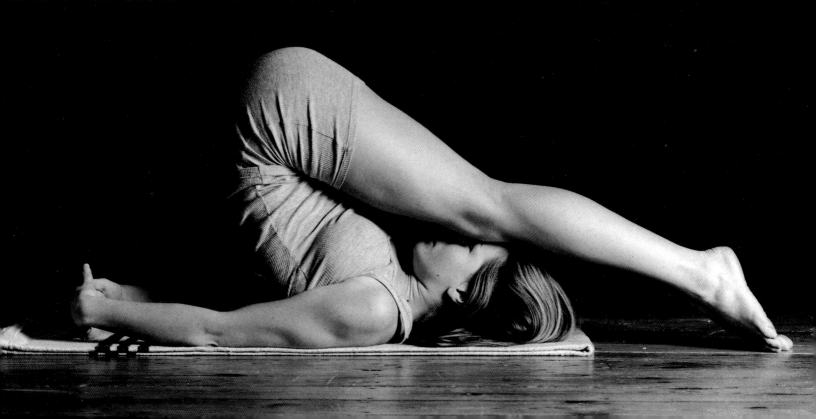

Wijzer
Dit is een rek- en evenwichtsoefening in één. Begin op handen en knieën en kijk recht vooruit terwijl u uw rechterbeen opheft en uitstrekt, waarbij u uw heupen op één lijn houdt en uw tenen strekt. Als u in evenwicht bent, heft u uw rechterarm op en strekt u hem. Blijf 10 seconden in deze houding, ontspan en herhaal met de andere kant.

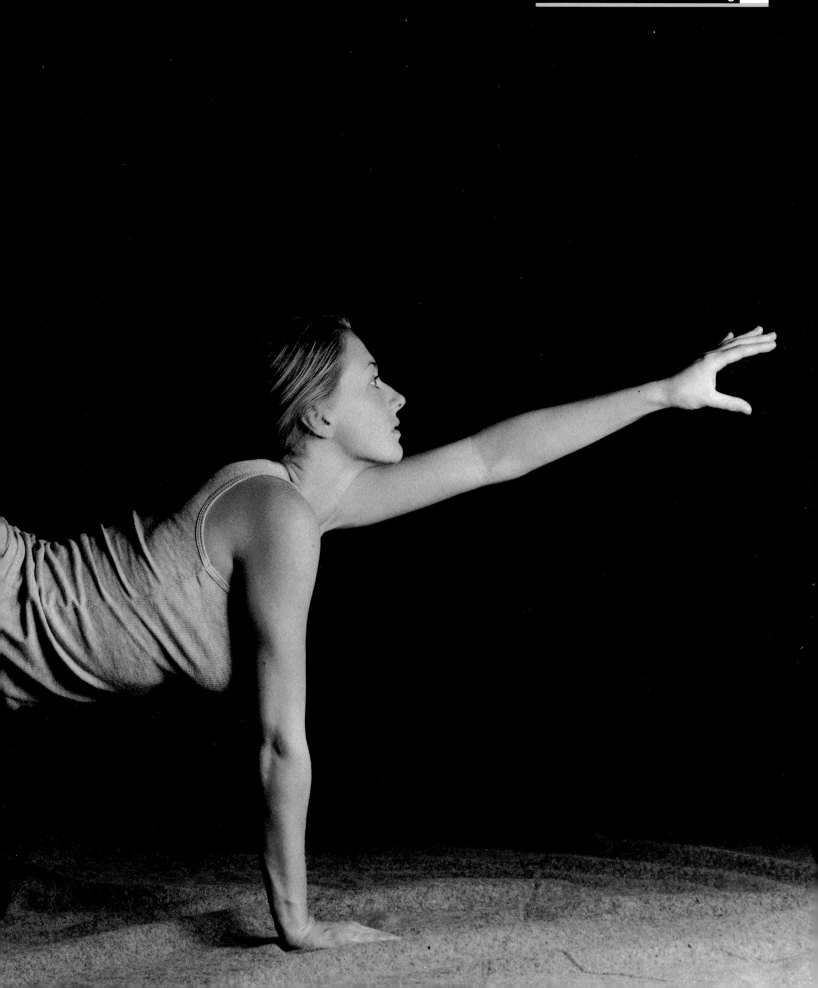

Strijkplank

Begin met rechtop te staan met uw armen recht boven uw hoofd en uw handen tegen elkaar. Terwijl u uw oren tussen uw armen houdt, buigt u met rechte rug voorover vanuit het middel totdat uw bovenlichaam parallel is met de vloer. Probeer 30 seconden met rechte rug in deze houding te blijven staan. Als dit erg moeilijk is, kunt u in het begin de vensterbank of de rug van een stoel als steun gebruiken.

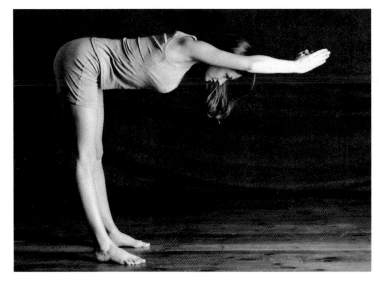

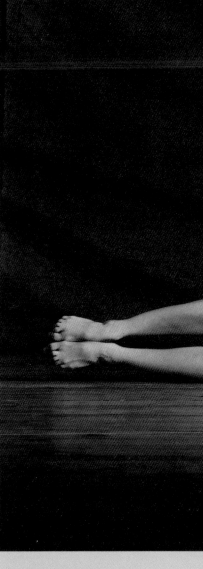

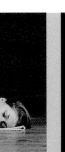

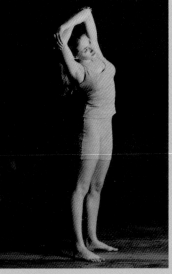

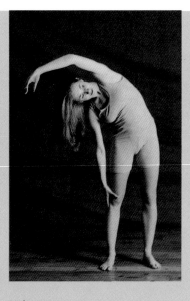

Knielende draai

Begin op handen en knieën op de vloer. Breng uw linkerhand omhoog, draai hem tot de handpalm boven is en glij ermee zo ver als u kunt over de vloer tussen uw rechterarm en uw rechterbeen, waarbij u uw linkerschouder draait en uw rechterarm buigt, totdat u op de linkerkant van uw hoofd en de bovenkant van uw linkerschouder rust. Blijf 10 seconden in deze houding en herhaal dit twee keer voordat u de oefening met de andere kant doet.

Zijwaartse buiging met elleboog-omhelzing

Terwijl u staat of ontspannen rechtop op een stoel zit met uw voeten plat op de vloer, brengt u beide armen boven uw hoofd en pakt u de ellebogen met tegenovergestelde handen vast. Trek uw bovenarmen zo ver mogelijk achter uw oren. Terwijl u de ellebogen omhoog en naar achteren houdt, buigt u uw bovenlichaam langzaam naar rechts. Ontspan en haal adem. Houd dit ongeveer 10 seconden vast en herhaal dan met de andere kant. Probeer deze rekoefening ten minste drie keer aan elke kant te doen.

Halvemaan

Terwijl u uw voeten plat op de grond en op heupwijdte van elkaar houdt, heft u uw linkerarm op en buigt u hem langzaam naar rechts, zonder vanaf het middel voorover of achterover te buigen. U zou een sterke rek moeten voelen langs de gehele zijkant van uw lichaam. Zodra u zich prettig voelt in deze houding, draait u uw hoofd iets naar boven. Blijf 20 seconden in deze houding en ga dan over op de andere kant. Herhaal dit twee keer aan beide kanten.

Zijwaartse hefoefening

Ga op uw linkerzij liggen met uw linkerarm gestrekt en op één lijn met uw lichaam, uw handpalm plat op de vloer en uw linkeroor op uw linkerarm. Voor het evenwicht dient u uw rechterarm voor uw lichaam te zetten met de handpalm plat op de vloer. Terwijl u deze arm als steun gebruikt, heft uw langzaam uw hoofd en bovenlichaam zo hoog mogelijk op, waarbij u uw benen bij elkaar op de vloer houdt en uw romp niet draait. Als u zo hoog bent als u kunt komen, laat u uzelf langzaam zakken naar de uitgangspositie. Doe dit vijf keer.

Als u eenmaal genoeg zelfvertrouwen hebt, probeer dan uw benen net als uw bovenlichaam van de vloer te tillen (zie hierboven).

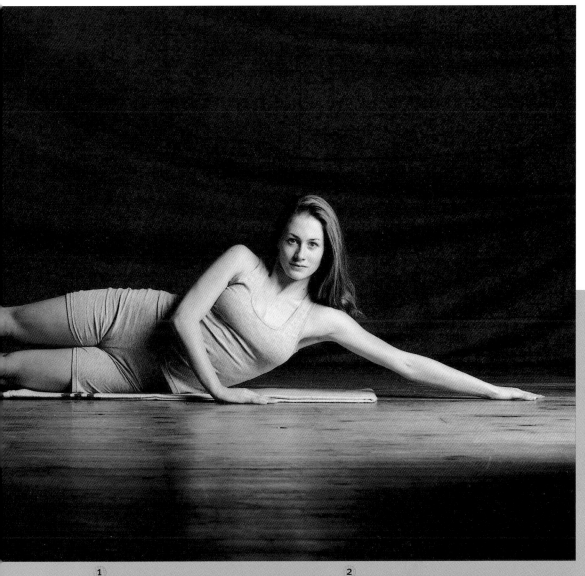

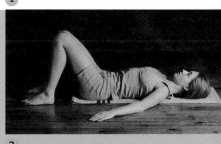

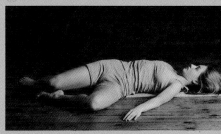

'J'-draai

Terwijl u op uw rug op de vloer ligt met gebogen knieën tegen elkaar, zet u uw voeten plat op de grond op ongeveer 30 cm van elkaar (1). Houd uw schouders plat op de grond en laat uw knieën naar links vallen. Uw uiteindelijke doel is om zonder te forceren met uw linkervoet uw rechterknie aan te raken (2). Als dit gemakkelijk gaat, beweeg dan uw benen zo dat uw rechtervoet in de richting van uw rug gaat en de benen elkaar blijven raken. U maakt zo een 'J'-vorm met uw lichaam. Houd dit 20 seconden vast en herhaal met de andere kant.

Wieg

Terwijl u met uw rug op de vloer ligt, trekt u beide knieën op en pakt u ze met uw handen vast. Trek ze naar uw borst (1). Ontspan en wieg zachtjes zijdelings heen en weer, waarbij u uw hoofd steeds in de tegenovergestelde richting van uw benen draait (2): dat wil zeggen, als uw benen naar rechts bewegen, beweegt uw hoofd naar links en omgekeerd. Blijf gedurende 45 seconden zachtjes wiegen.

Cobra met variaties

Terwijl u op uw buik op de vloer ligt, zet u uw handen plat voor u op de vloer met uw ellebogen gebogen en uw duimen op één lijn met uw oksels. Hef langzaam uw hoofd op, waarbij u uw rug buigt. Druk niet mee met de armen, maar laat uw rug en uw buik het werk doen. Houd dit 10 seconden vast en probeer dan gedurende 10 seconden nog wat hoger te komen.

Op de bladzijde hiernaast staat een aantal uitbreidingen van deze basishouding, die u aan uw programma kunt toevoegen als u sterker en leniger wordt. Begin altijd met de basisrekoefening en luister naar uw lichaam om te controleren of u er klaar voor bent om verder te gaan. Op sommige dagen is het beter om het simpel te houden.

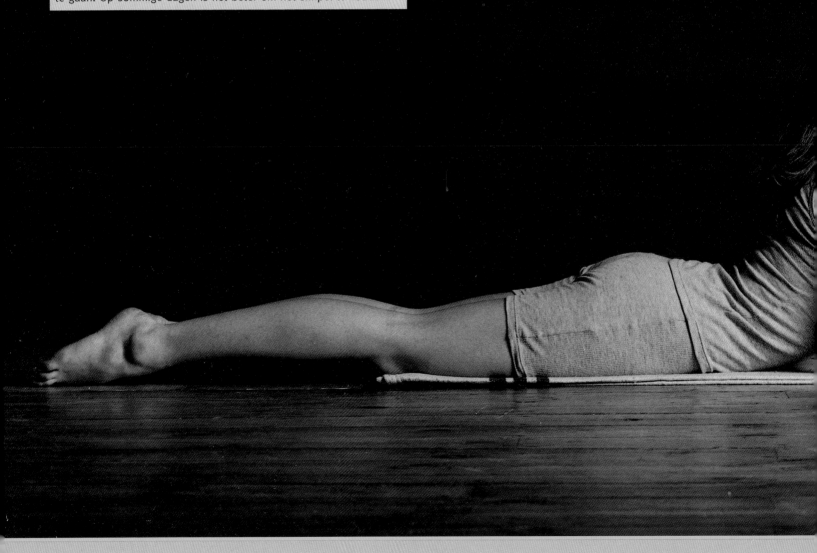

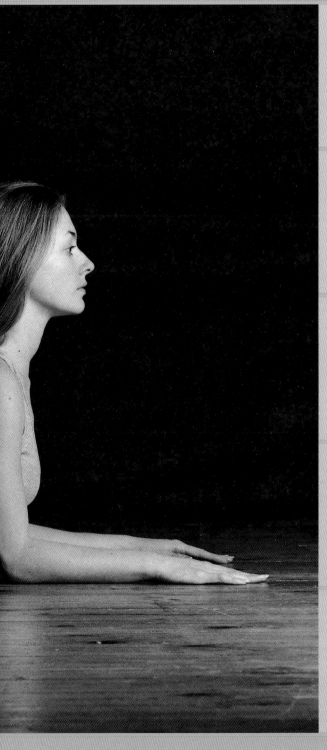

1

Vanuit de basis-cobrahouding:

tilt u uw handen een paar centimeter van de vloer zonder uw lichaam te laten vallen (1). Houd dit 10 seconden vast.

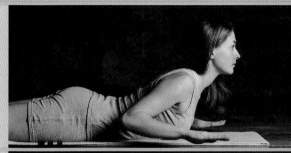

2

draait u uw hoofd naar rechts en probeert u de achterkant van uw lichaam en zelfs uw linkervoet te zien (2). Kijk weer naar voren en draai vervolgens naar links.

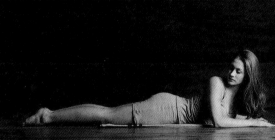

3

strekt u uw armen, zet u uw tenen op de vloer en heft u uw lichaam op tot ongeveer vijf centimeter van de vloer (3). Blijf een paar seconden in deze houding en ontspan.

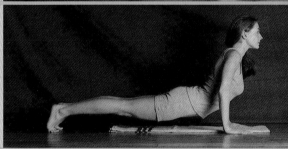

4

strekt u uw armen, zet u uw tenen op de vloer en heft u uw lichaam vijf centimeter van de vloer. Hef uw linkerbeen op en kruis hem over uw rechterbeen. Draai uw hoofd zodat u over uw rechterschouder kijkt (4). Blijf even in deze houding en wissel dan.

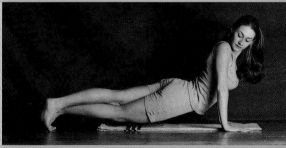

5

strekt u uw armen, zet u uw tenen op de vloer en heft u uw lichaam op tot ongeveer vijf centimeter van de vloer. Breng eerst uw rechterbeen omhoog en omlaag (5) en vervolgens uw linkerbeen.

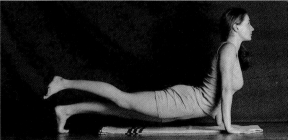

Buik
doelgerichte oefeningen

Een platte buik is een belangrijke voorwaarde om uzelf slank en gezond te voelen. We willen allemaal de buikspieren van een Griekse god of een fotomodel en dat hoeft geen onrealistische wensdroom te blijven. Houd dit in gedachten als de oefeningen in deze paragraaf in het begin moeilijk lijken.

Uit een puur praktisch oogpunt gezien beschermen sterke buikspieren uw onderrug tegen onnodige belasting, want uw rug moet extra werk verrichten als u zwakke buikspieren hebt. Neem een paar minuten per dag en u zult merken dat uw houding verbetert, dat u zich beter gaat voelen en er beter uit gaat zien, en u kunt zich hiermee in de toekomst rugklachten besparen. U zult in ieder geval minder moeite hebben om de bovenste knoop van uw broek dicht te doen.

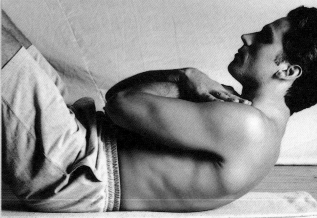

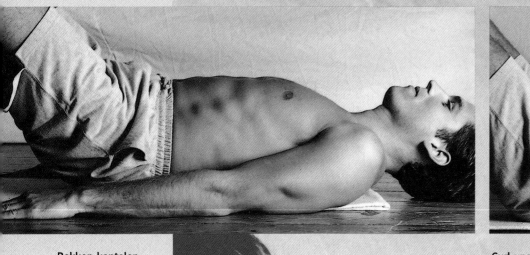

Bekken kantelen

Dit is een zeer lichte, maar bevredigende buikoefening en kan door de beginner worden gedaan, alvorens verder te gaan met de avontuurlijker buikoefeningen.

Ga op uw rug op de vloer liggen met gebogen knieën en laat uw armen naast uw zijden rusten. Zonder de onderrug op te tillen, brengt u uw bekken langzaam omhoog door met de buikspieren te werken. Ontspan en laat uw bekken weer op de vloer zakken. Herhaal dit 20-30 keer.

Curl-ups

Ga op uw rug op de vloer liggen met uw knieën gebogen en uw handen licht gekruist over uw borst. Terwijl u uw onderrug op de vloer en uw hals op één lijn met uw ruggegraat houdt, gebruikt u uw buikspieren om uw bovenlichaam van de vloer op te heffen. U begint met uw hoofd en dan het bovenste gedeelte van de romp, maar u let erop dat u uw onderrug niet optilt. Laat uzelf langzaam terugzakken naar de uitgangspositie. Herhaal dit 10-20 keer.

In het begin kan het gemakkelijker zijn om met een kussen onder uw rug te werken, zodat u vanuit een iets hogere positie begint. Probeer deze oefening niet te snel te doen en geen schokkerige bewegingen omhoog en omlaag met uw hoofd te maken. Probeer uw hals op één lijn met uw ruggegraat te houden, als u dat kunt: het zal u helpen als u uw ogen op het plafond richt. Misschien vindt u deze oefening gemakkelijker met uw armen gestrekt voor u of met uw voeten onder een zwaar voorwerp.

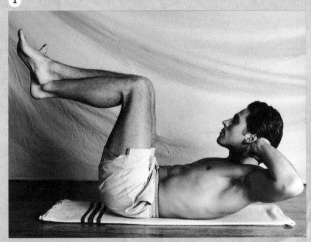

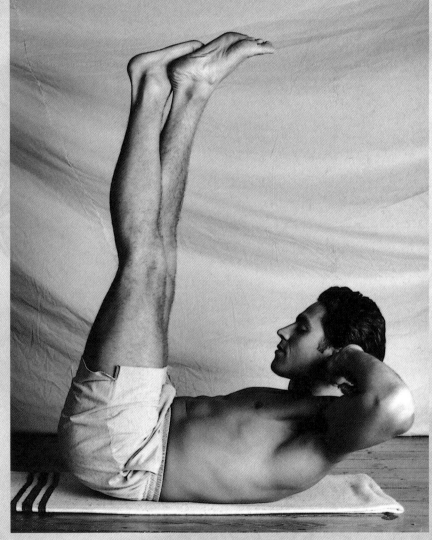

Crunchies

De volgende oefeningen zijn voor meer gevorderden en misschien wilt u nog even wachten voordat u ze probeert. Denk er steeds aan dat u uw onderrug op de vloer houdt. Probeer uw hals op één lijn met uw ruggegraat te houden.

Ga op de vloer liggen en raak met uw vingers zachtjes het gebied achter uw oren aan. Hef uw benen op en kruis ze bij de enkels, waarbij u de knieën in een hoek van 90° buigt. Breng dan zonder te schokken uw hoofd omhoog en naar uw knieën totdat u een trekking in uw buik voelt (1). Ontspan u, zodat u weer omlaag gaat en herhaal dit 10-20 keer, waarbij u halverwege uw enkels andersom kruist.

Bij wijze van variatie kunt u terwijl u uw hoofd optilt uw knieën naar uw borst trekken en uw benen weer in de uitgangspositie brengen als u uw hoofd terug naar de vloer brengt.

Een andere mogelijkheid is dat u uw benen recht in de lucht houdt terwijl u uw crunchies doet (2).

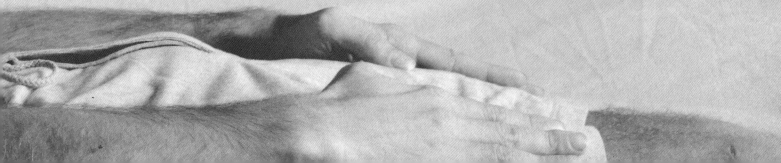

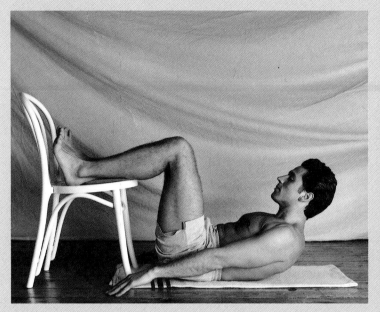 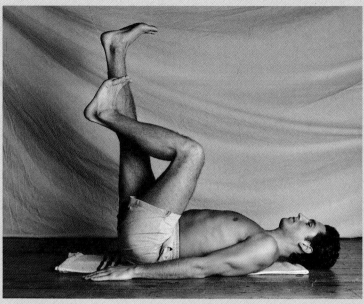

Bijna zitten

Dit is een goede manier om u voor te bereiden op enkele zwaardere buikoefeningen. Hij versterkt u en warmt u op. Terwijl u met uw rug op de vloer ligt, legt u uw kuiten op een stoelzitting en houdt u uw armen ontspannen naast uw zijden. Til langzaam uw hoofd en schouders op, zodat uw bovenlichaam naar uw benen beweegt. Laat u vervolgens weer langzaam naar de vloer zakken. Herhaal dit 10 keer. Als dit moeilijk gaat, legt u in het begin een kussen onder uw hoofd en schouders.

Luchtfietsen

Terwijl u op de vloer ligt met uw armen naast uw zijden en de handen plat op de vloer, laat u uw benen recht omhoog in de lucht wijzen en beweegt u ze alsof u fietst. Varieer zo nu en dan de snelheid, waarbij u het ene moment een flink tempo aanhoudt en het andere moment wat meer ontspannen fietst. Blijf ongeveer twee minuten doorfietsen. Als u harder wilt werken, kunt u uw onderrug van de vloer tillen en hem met uw handen ondersteunen terwijl u fietst.

Zombie

Ga op uw rug op de vloer liggen. Leg uw handpalmen op uw bovenbenen en rol u langzaam op vanuit uw rug, zodat uw armen over uw benen naar beneden glijden totdat u uw tenen kan aanraken. Ontspan u daar voordat u de omgekeerde beweging maakt en uzelf langzaam ruggewervel voor ruggewervel uitrolt, terwijl uw handen terugglijden. Zorg ervoor dat uw handen gedurende de hele oefening ontspannen op uw benen blijven liggen.

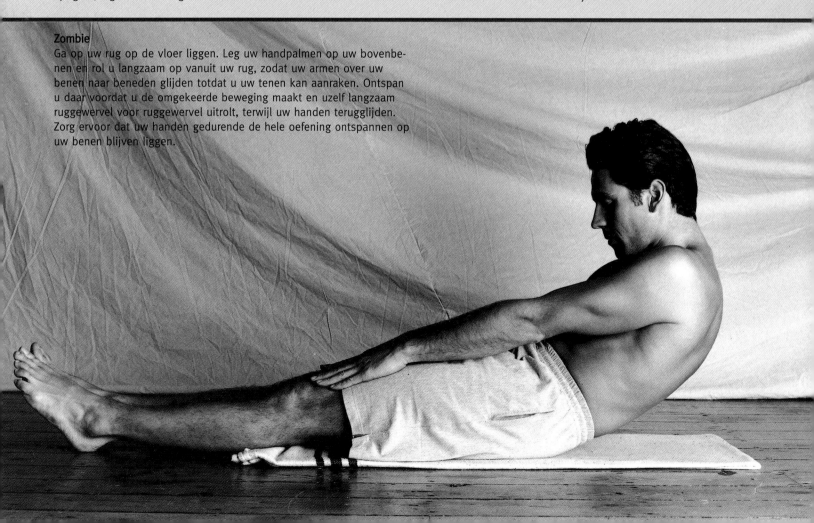

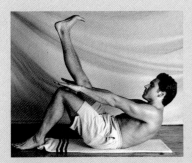

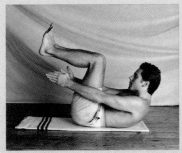

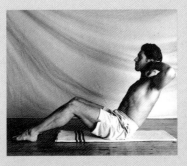

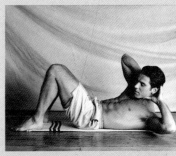

'V'-kick

Begin met op uw rug op de vloer te gaan liggen met uw armen gestrekt achter uw hoofd, uw rechterbeen gestrekt en recht voor u en uw linkerknie gebogen, zodat hij naar het plafond wijst. Terwijl u uitademt, gaat u met een rechte rug rechtop zitten en brengt u uw armen boven uw hoofd terwijl u uw rechterbeen optilt, dat u recht houdt en tussen uw armen naar uw borst trekt. Keer terug naar de uitgangspositie, haal diep adem en herhaal dit vijf keer, waarbij u uw ademhaling synchroniseert met de beweging. Wissel vervolgens van benen.

Beenomhelzing

Begin met plat op uw rug op de vloer te gaan liggen met uw armen naast uw zijden. Adem in, en terwijl u uw rug recht houdt gaat u in een beheerste beweging rechtop zitten en tilt u uw benen van de vloer met de knieën gebogen. Breng uw handen onder uw gebogen knieën bij elkaar om te klappen en ga dan weer liggen. Herhaal deze beweging zo vaak u kunt zonder te forceren en streef naar 10 herhalingen.

Bovenlichaam neerlaten

Dit is de tegenovergestelde beweging van benen neerlaten (zie hieronder) – u houdt uw benen stil en brengt uw romp en hoofd naar de vloer. Ga op de vloer zitten met licht gebogen knieën, en vouw uw handen achter uw nek. Laat uw bovenlichaam langzaam op de vloer zakken terwijl u tot 10 telt en uw rug recht houdt. Geef niet toe aan de verleiding om in het begin te snel te gaan, omdat u op het eind toch af moet remmen – uiteindelijk zou u moeten proberen om de tijd die u neemt om uw lichaam te laten zakken te verlengen tot 15 à 20 seconden.

Scheve curl

Ga op uw rug op de vloer liggen met uw knieën gebogen en op heupwijdte van elkaar, terwijl u uw vingertoppen licht achter uw oren laat rusten. Terwijl u uw onderrug op de vloer en uw hoofd op één lijn met uw ruggegraat houdt, probeert u met uw rechterelleboog uw rechterknie aan te raken. Ontspan weer tot de liggende houding en probeer vervolgens met uw rechterelleboog uw linkerknie aan te raken. Ontspan weer tot de uitgangspositie en herhaal dit 10-20 keer.

Benen neerlaten

Ga op uw rug op de vloer liggen met uw benen recht omhoog in de lucht. Probeer dit 30 seconden vast te houden. Als u wat extra werk wilt doen, wandelt u een beetje in de lucht.

Zodra u zich zeker en sterk voelt, kunt u proberen om uw benen neer te laten. Houd uw bovenarmen bij uw zijden, kruis uw vingers en laat uw handen op uw buik rusten. Op die manier kunt u op uw buik drukken om uw onderrug op vloer te houden terwijl u verder gaat met de oefening. Buig uw voeten en laat uw benen heel langzaam op de vloer zakken, waarbij u uw benen recht houdt. Herhaal dit 10 keer. Deze oefening kunt u verzwaren door 10 herhalingen te doen zonder uw voeten op de vloer te laten komen en ze in plaats daarvan een paar centimeter boven de vloer te laten zweven voordat u de oefening herhaalt.

Het is heel belangrijk dat u voldoende tijd neemt voor deze oefening – hoe langzamer u uw benen neerlaat, hoe groter uw beloning zal zijn.

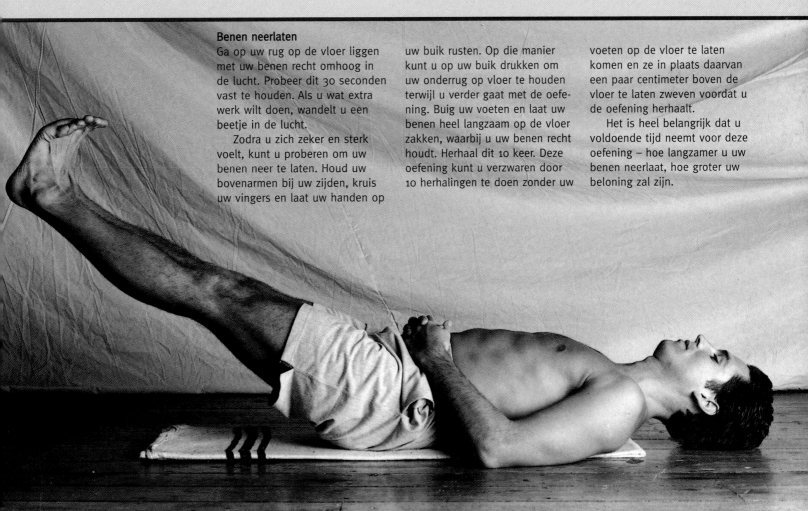

Heupen en billen
doelgerichte oefeningen

Omdat we met dit gedeelte van het lichaam staan en lopen, onze twee meest algemene vormen van lichaamsbeweging, zou u kunnen denken dat het sterker en leniger is dan de rest. Dat is echter niet het geval.

Op de eerste plaats is lopen bijna meer uitzondering dan regel aan het worden in onze moderne levensstijl. Als we lopen, beperken we onze heupbewegingen tot voorwaartse en achterwaartse zwaaien. De heup is echter een kop- en komgewricht, hetgeen inhoudt dat hij een groot aantal verschillende bewegingen in alle richtingen kan maken. U hoeft alleen maar naar spelende kinderen in het park te kijken om het hele scala van mogelijke bewegingen te zien – ze rennen, kruipen en klimmen voortdurend tijdens hun spelletjes. Er

zijn echter van nature ingebouwde beperkingen aan de bewegingsvrijheid van de heupen. De heupbeweging is het meest beperkt in de achterwaartse beweging en het meest vrij in de voorwaartse beweging. Verlies van soepelheid in het heupgewricht kan zowel lichamelijk ongemak als moeilijkheden bij het lopen veroorzaken.

De volgende oefeningen zullen uw heupen en billen losser en sterker maken, en u zult merken dat uw manier van lopen en uw houding zullen verbeteren.

1

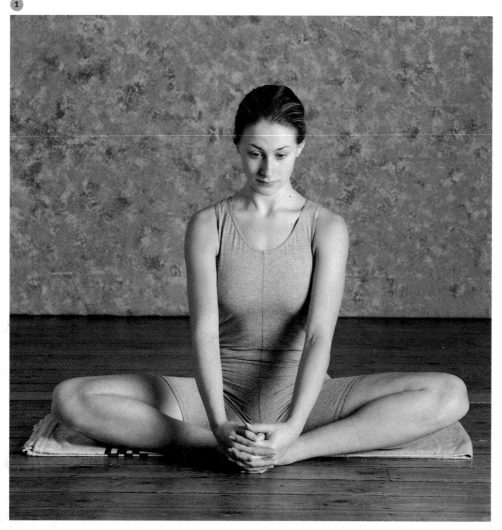

2

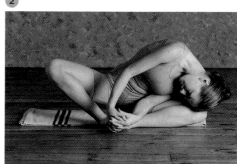

Vlinder

Ga op de vloer zitten met uw knieën gebogen en uw voetzolen tegen elkaar. Houd uw voeten vast met uw handen en trek ze zo dicht mogelijk naar uw kruis zonder uw onderrug te verslappen. Het is de bedoeling dat u uw knieën de vloer laat raken, dus druk uw bovenbenen zachtjes naar beneden met uw ellebogen of laat uw knieën licht op en neer veren. Houd deze houding (1) een tot drie minuten vast en ontspan dan.

U kunt nog een dimensie toevoegen aan deze rekoefening door de rest van uw lichaam erbij te betrekken. Terwijl u in de vlinderhouding zit, draait u vanuit uw middel en buigt u voorover om met uw voorhoofd uw rechterknie aan te raken (2).

Vervolgens buigt u weer vanuit uw middel voorover om met uw voorhoofd de vloer voor u aan te raken zonder uw billen op te tillen en met uw armen uitgestrekt voor u. U moet proberen een rechte rug te houden, alsof u zich vanuit uw middel opvouwt. Houd deze houding zo lang als u prettig vindt vast.

Liggende vlinder

Deze oefening gaat zoals ie klinkt. Ga op uw rug op de vloer liggen met gebogen knieën en uw hielen tegen elkaar. Laat uw knieën vallen om ze zo ver mogelijk van elkaar te drukken. Om uw onderrug recht te houden, zou u uw bekken licht naar boven kunnen kantelen, waardoor uw rug op de vloer wordt gedrukt. Ontspan en blijf een tot drie minuten in deze houding.

Slaaphouding baby

Terwijl u knielt met uw handen op de vloer voor u, spreidt u uw knieën zo ver als u kunt, waarbij u beide grote tenen tegen elkaar aan houdt. Verleg uw gewicht naar uw handen en laat u op uw borst vallen, zodat u op uw voorkant ligt. U zult merken dat uw billen in de lucht zullen blijven hangen en dat uw voeten ook omhoog zullen gaan. Hoe stijver de heupen, hoe hoger de billen. Probeer te ontspannen in deze houding, terwijl u onderwijl uw knieën verder van elkaar laat schuiven, zodat uw achterste langzaam naar de vloer zal zakken. Houd dit 30 seconden vast, ga weer op handen en knieën zitten en herhaal.

Diagonale rekoefening knie-naar-borst

Terwijl u gemakkelijk op uw rug op de vloer ligt, brengt u uw rechterknie naar uw borst. Houd uw knie vast met uw handen en trek hem zachtjes naar uw linkerschouder. Blijf 20 seconden in deze houding, laat los en wissel van been. Herhaal dit vijf keer bij beide benen.

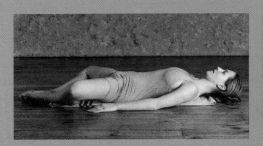
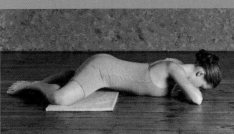
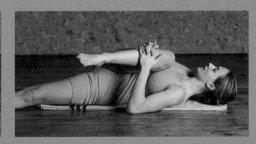

Hefoefening heup

Terwijl u op de vloer zit, buigt u uw linkerknie, waarbij u uw been plat op de vloer houdt, en brengt u uw voet naar uw kruis. Vervolgens brengt u uw rechterbeen met gebogen knie achter uw lichaam terwijl u op uw linkerhand steunt. Til uw rechterbeen zo hoog mogelijk op zonder te forceren en laat hem weer op de vloer zakken. Herhaal dit 20 keer voordat u overgaat op de andere kant.

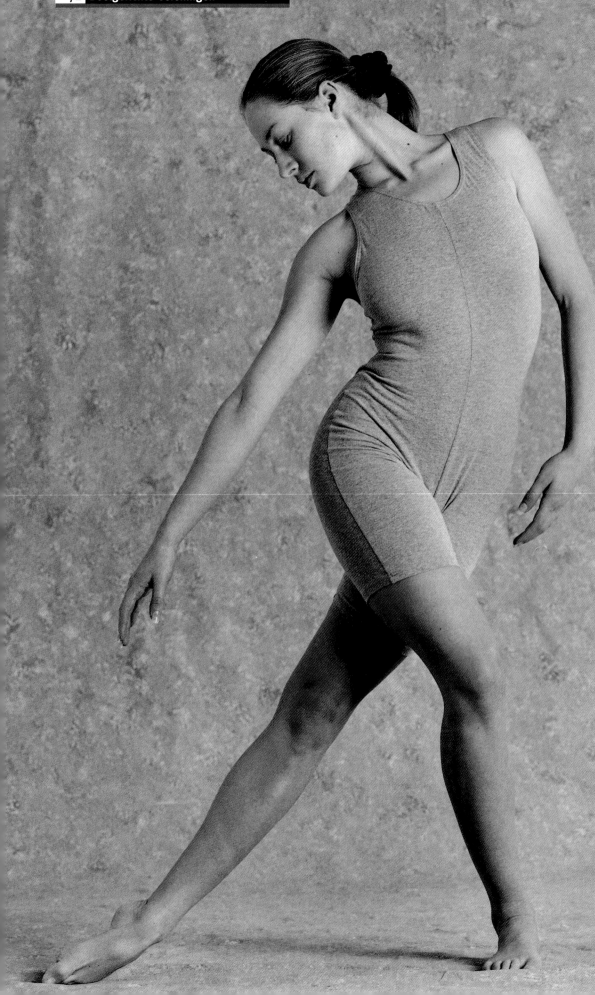

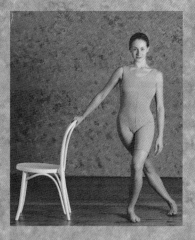

Leunen met gekruiste benen
Terwijl u staat, legt u uw rechterhand op een stoel, waarbij u uw
arm recht houdt. Zet uw linkerbeen voor uw rechterbeen en
houd de voeten in één lijn. Met
een rechte rug en beide voeten
plat op de vloer buigt u uw linkerknie licht en trekt u uw rechterheup naar beneden en naar de
stoel. U voelt nu een rek aan de
buitenkant van de rechterheup.
Houd dit vijf seconden vast en
ontspan. Herhaal dit drie keer en
ga dan over op de linkerkant.

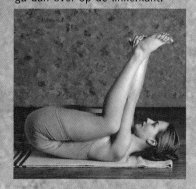

Kikkerbenen
Terwijl u op uw rug op de vloer
ligt, brengt u uw knieën omhoog
naar uw borst. Doe uw knieën iets
uit elkaar zodat ze meer in één
lijn zijn met uw ellebogen, reik
omhoog met uw handen en pak
de binnenkant van uw voeten
vast. Uw knieën zouden nu in een
hoek van 90° moeten staan en uw
voetzolen zouden naar het plafond moeten wijzen. Ontspan en
blijf ongeveer 45 seconden in
deze houding voordat u loslaat en
de oefening herhaalt.

Knielende driehoek

Kniel rechtop op de vloer en strek uw linkerbeen uit, zodat hij een rechte hoek met uw lichaam vormt. Zonder uw bovenlichaam te draaien, strekt u uw rechterarm boven uw hoofd in de richting van uw linkervoet. Laat uw linker-arm ondertussen over uw rechter-been naar uw voet glijden. Blijf ongeveer 15 seconden in deze houding en herhaal dan met de andere kant.

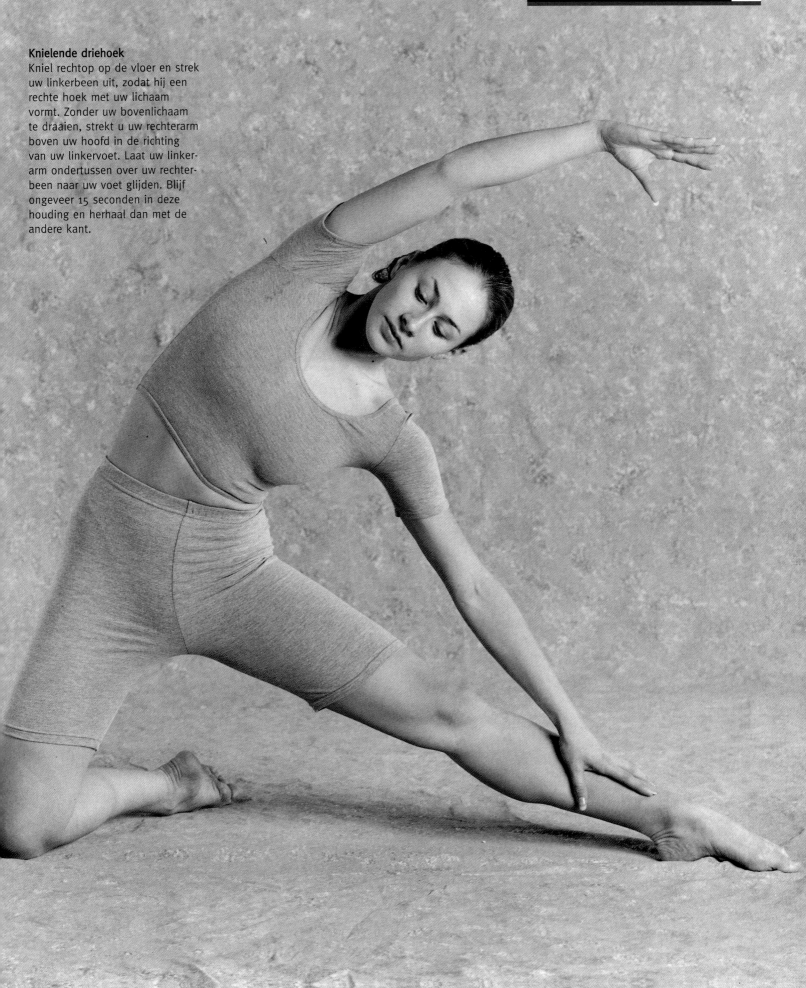

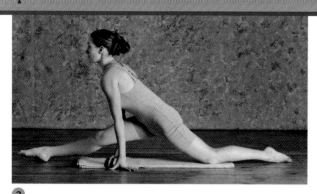

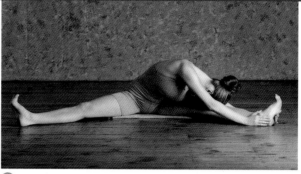

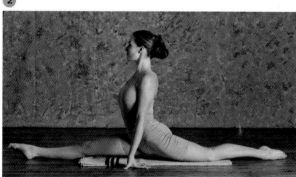

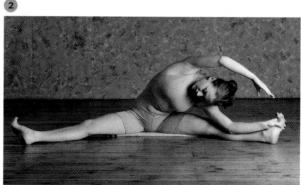

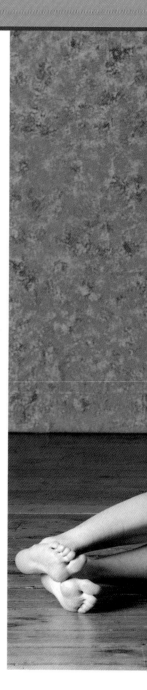

Volledige spagaathoudingen

Met de juiste soort lichaamsoefeningen is het mogelijk om volledige spagaathoudingen te leren doen en de voorbereidende oefeningen daarvoor zijn op zichzelf zeer de moeite waard. Begin met op de vloer te knielen met, zo u wilt, een kussen of opgerolde handdoek onder uw knieën om ze te beschermen. Zet uw handpalmen aan beide kanten van uw heupen plat op de vloer voor het evenwicht.

Strek uw rechterbeen zo ver mogelijk voor u uit terwijl u het recht houdt en steun uw gewicht met uw handen (1). Ontspan en blijf ongeveer 20 seconden in deze positie, waarbij u een gedeelte van uw gewicht met uw armen draagt om te voorkomen dat u uw benen forceert, voordat u zich langzaam naar uw rechterkant laat zakken (2). Ontspan en herhaal met de linkerkant.

Zittende zijwaartse spagaathoudingen met variaties

Ga op de vloer zitten met uw benen zo ver mogelijk uit elkaar, waarbij u ervoor zorgt dat uw rug recht is – als u het erg moeilijk vindt om uw rug recht te maken, is het beter om uw benen iets dichter bij elkaar te brengen, zodat u rechtop kunt zitten. Buig en strek uw voeten 10 keer. U kunt deze rekoefening op een aantal verschillende manieren verzwaren.

Draai uw hoofd, kijk naar uw linkervoet en buig in de richting van uw voet (1), waarbij u uw rug en schouders horizontaal houdt en ernaar streeft om uw ellebogen aan beide kanten van uw been op de vloer te laten rusten. Probeer telkens als u uitademt wat dieper te gaan. Verhef uzelf langzaam en herhaal de oefening vervolgens met de andere kant.

Terwijl u naar voren kijkt, buigt u uw lichaam naar links en probeert u uw linkervoet met uw linkerhand vast te pakken met de elleboog aan de binnenkant van uw been. Buig uw linkerarm boven uw hoofd totdat ook deze uw linkervoet raakt (2). Trek uw linkerschouder voorzichtig naar achteren om uw lichaam in rechte hoeken ten opzichte van de vloer te houden. Verhef uzelf langzaam en herhaal dan met de andere kant.

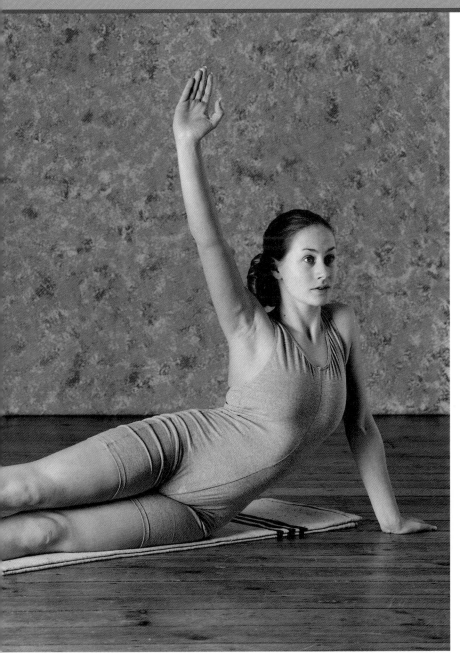

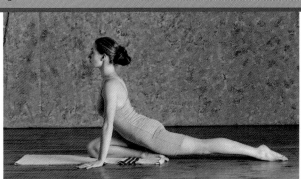

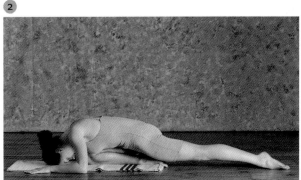

Stervende zwaan

Kniel op handen en knieën en strek uw linkerbeen recht achter u uit (1) en laat uw lichaam op natuurlijke wijze volgen totdat uw borst op uw rechterbovenbeen rust.

Terwijl u uw hoofd naar beneden en uw armen ontspannen houdt, geniet u even van deze houding (2) voordat u uw armen gaat gebruiken om uw bovenlichaam omhoog en omlaag te brengen, waarbij u uw benen houdt zoals ze zijn. Herhaal dit 10 keer en ga dan over op de andere kant.

Zittende schommel

Ga gemakkelijk op de vloer zitten met uw benen gestrekt voor u, uw enkels tegen elkaar en uw voeten gebogen. Zet uw linkerhand achter u op de vloer voor steun, houd de elleboog recht en kantel langzaam op uw linkerheup, terwijl u uw rechterarm recht boven uw hoofd strekt. Kantel vervolgens op uw rechterheup, terwijl u uw linkerarm boven uw hoofd strekt en uw rechter naar de vloer laat zakken. Herhaal dit 10 keer op beide zijden.

Benen en knieën
doelgerichte oefeningen

Het dagelijks leven is zwaar voor onze benen, omdat we ze de mogelijkheid onthouden om zich volledig en vrij te bewegen. In plaats daarvan brengen we te veel tijd zittend door in ongeschikte stoelen, nemen liever de lift dan de trap en gaan met bus, trein of auto in plaats van te gaan lopen.

We doen onszelf er vaak geen plezier mee als we zitten. We kruisen onze benen of strekken ze voor ons uit, wat allebei slecht is voor onze bloedsomloop, om maar een voorbeeld te noemen. Uiteindelijk verliezen onze benen hun kracht en worden onze knieën stijf en pijnlijk.

Hier geldt, net als voor andere lichaamsdelen, dat bewegingsvrijheid en lenigheid ons jong houden en het verouderingsproces vertragen. We moeten zorgen dat we sterke, goed ontwikkelde benen en gezonde knieën houden om gewoon te kunnen lopen, een voor de hand liggende en alledaagse beweging, die echter zelden met de eenvoud en elegantie wordt uitgevoerd die hij verdient.

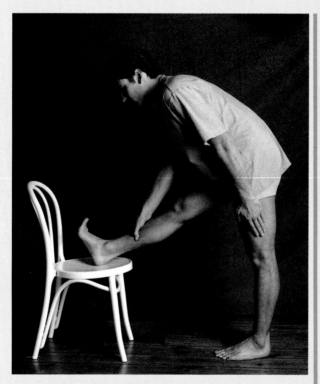

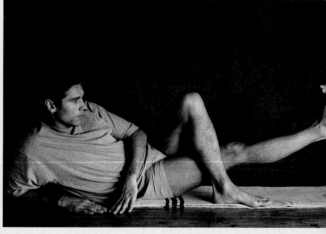

Hefoefening geknoopte benen
U ligt op uw rechterzij op de vloer en gebruikt uw elleboog om uw bovenlichaam te ondersteunen. Buig uw linkerbeen over uw rechter en zet de linkervoet op de vloer. Breng uw rechterbeen omhoog en omlaag, waarbij u uw been recht houdt. Zorg ervoor dat u het rechterbeen niet draait en dat de rest van uw lichaam stil blijft. Herhaal dit 15 keer voordat u van been wisselt.

Staande rekoefening hamstrings
Til uw rechterbeen op, laat uw hiel op een stoelzitting rusten en buig uw voet. Leg uw rechterhand op het bovenste gedeelte van uw bovenbeen en laat uw hand naar uw knie glijden, waarbij u uw rug recht, uw hoofd omhoog en uw voet gebogen houdt. Wanneer u een trekking in de achterkant van uw bovenbeen voelt, blijft u 10 seconden in deze houding, voordat u de oefening herhaalt met de andere kant. Wissel de benen af tot u vier reeksen van 10 hebt gedaan.

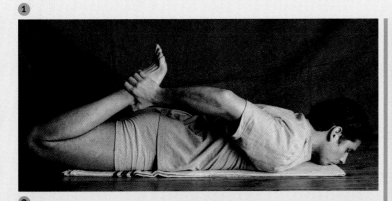

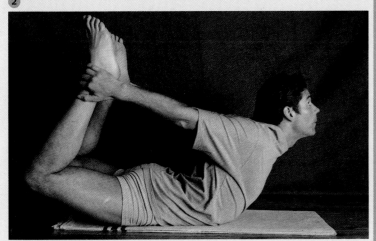

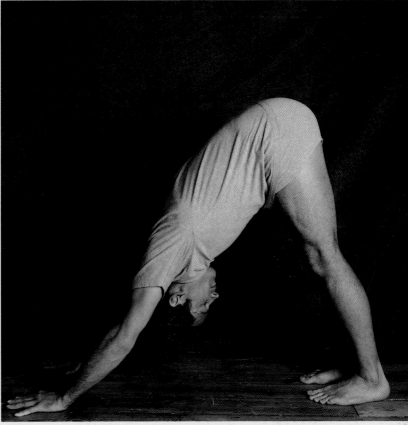

Booghouding en variaties

Ga op uw buik op de vloer liggen, steun op uw kin en leg uw armen naast uw zijden. Buig uw rechterbeen bij de knie, reik naar achteren met uw rechterhand en pak uw rechterenkel vast. Trek uw enkel langzaam zo ver mogelijk naar uw billen, maar houd uw bovenbeen plat op de vloer (1). Houd 10 seconden vast, ontspan en herhaal dit met de linkerkant. Wissel links en rechts twee keer af. Indien u dit heel moeilijk vindt, kunt u een kussen of een opgevouwen handdoek onder uw bovenbenen leggen om ze iets omhoog te brengen.

Zodra dit gemakkelijk gaat, kunt u een nog grotere rek verkrijgen door op uw zij te gaan liggen en tegelijkertijd met uw schouders en benen te werken. Terwijl u op uw linkerzij ligt, buigt u beide benen bij de knieën en reikt u naar beneden en naar achteren om met uw rechterhand uw rechterenkel vast te pakken en met uw linkerhand uw linkerenkel. Trek uw linkervoet op en druk hem van uw lichaam af. Blijf 10 seconden in deze houding en herhaal dan met de andere kant.

Als u zich zeker en sterk voelt, kunt u overgaan op de volledige oefenhouding. Terwijl u op uw buik ligt, pakt u beide enkels vast. Haal diep adem en terwijl u uitademt, heft u uw hoofd en bovenlichaam tegelijk met uw bovenbenen op, zodat uw lichaam een boogvorm aanneemt (2). Probeer bij iedere ademhaling iets hoger te komen, waarbij u zachtjes aan uw voeten trekt om de rek te vergroten. Blijf zo lang het gemakkelijk gaat in deze positie. Zorg ervoor dat u na afloop ontspant – de volledige booghouding is een formidabele rekoefening voor uw hele lichaam.

Berg

Dit is een zware en moeilijke rekoefening, die u pas na enige tijd volledig zult kunnen uitvoeren. Terwijl u met de voeten evenwijdig naast elkaar en op heupwijdte van elkaar staat, buigt u voorover en zet u uw handen ongeveer 90 cm voor u plat op de vloer. Druk naar achteren met uw armen en probeer uw hielen plat op de vloer en uw hoofd in de richting van de vloer te krijgen. Ontspan uw hoofd en nek door ze los te laten hangen. U zult langs de achterkant van uw hele lichaam een sterke rek voelen.

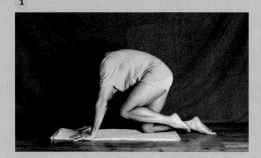
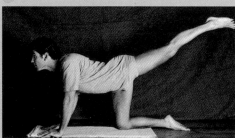
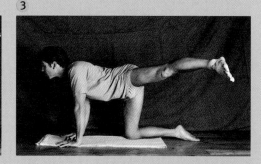

Konijnentrap

Terwijl u met uw handen en knieën op de vloer rust, begint u met het bol maken van uw rug. Kijk naar beneden, breng uw linkerbeen iets van de vloer en trek het onder uw lichaam (1), zodat uw linkerknie naar uw voorhoofd komt. Vervolgens strekt u in een snelle beweging uw been recht naar achteren en zo hoog als u kunt, terwijl u tegelijkertijd uw hoofd optilt (2). Herhaal dit 20 keer met vloeiende bewegingen voordat u overgaat op het rechterbeen.

U kunt ook zijwaarts trappen. Begin weer op handen en knieën, til uw linkerbeen op en strek het met rechte knie zijwaarts uit (3).

Breng het been voorzichtig in de richting van uw schouder en dan weer terug tot het recht achter u is, waarbij u de rest van uw lichaam stil probeert te houden door de beweging in het been te concentreren. Herhaal dit 20 keer aan de linkerkant, voordat u overgaat op de rechterkant.

Hellend vlak

Terwijl u op de vloer zit met uw benen recht voor u uit, zet u uw handen op iets meer dan schouderafstand achter u op de vloer met de handpalmen naar beneden en de vingers in de richting van uw billen. Houd uw voeten plat op de vloer en verhef uw lichaam van de grond tot u één vlak vormt van uw schouders tot uw voeten. Blijf ongeveer 30 seconden in deze houding, ontspan en herhaal. Als u zich prettig voelt in deze houding, til uw benen dan afwisselend op om de rek te vergroten.

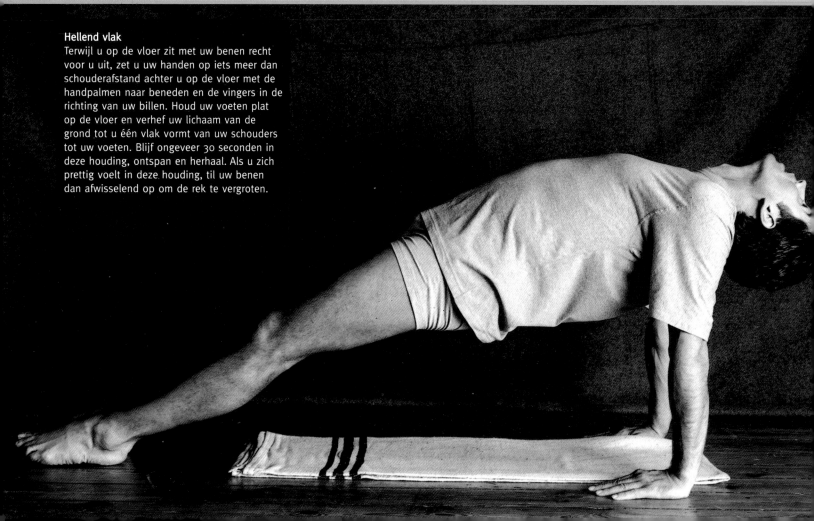

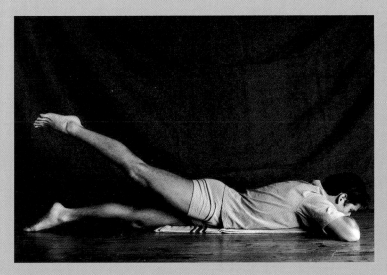

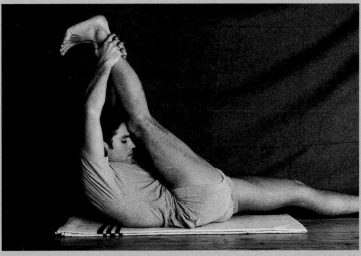

Beenheffen

Ga op uw buik op de vloer liggen, buig uw armen en leg een handpalm op de andere vlak voor u, zodat u een kussen hebt voor uw kin. Terwijl u uw rechterbeen recht en uw tenen gespannen houdt, brengt u uw rechterbeen omhoog. Als u zich voorstelt dat u tegelijkertijd het been naar achteren langer maakt, zal u dat helpen om een bevredigende rek te verkrijgen. Laat uw been langzaam op de vloer zakken en herhaal dit 10 keer voordat u overgaat op het linkerbeen.

Rekoefening hoofd-naar-knie met rechte benen

Terwijl u op uw rug ligt met uw benen gestrekt voor u op de vloer, tilt u uw rechterbeen van de vloer zonder uw knie te buigen en houdt u uw linkerbeen ontspannen. Reik omhoog en houd uw rechterenkel met beide handen vast, waarbij u uw bovenlichaam van de vloer heft. Door uw ellebogen te buigen, gebruikt u het gewicht van uw bovenlichaam om licht aan uw rechterbeen te trekken, zodat u met name met de hamstrings en de spieren aan de binnenkant van het been werkt. Houd 30 seconden vast voordat u uw been loslaat en het langzaam naar de grond laat zakken. Rust even uit en herhaal met de andere kant.

Zijwaarts beenheffen

Dit is een oefening uit de fysiotherapie. Ga op uw linkerzij liggen. Laat uw hoofd op uw linkerhand rusten en zet uw rechterhand voor u neer ter ondersteuning. Zorg ervoor dat uw lichaam recht is, doe uw rechterknie op slot en buig uw voeten. Til vervolgens uw rechterbeen zo ver mogelijk op. Laat het been langzaam zakken en herhaal dit 10 keer. Ontspan en herhaal met de andere kant.

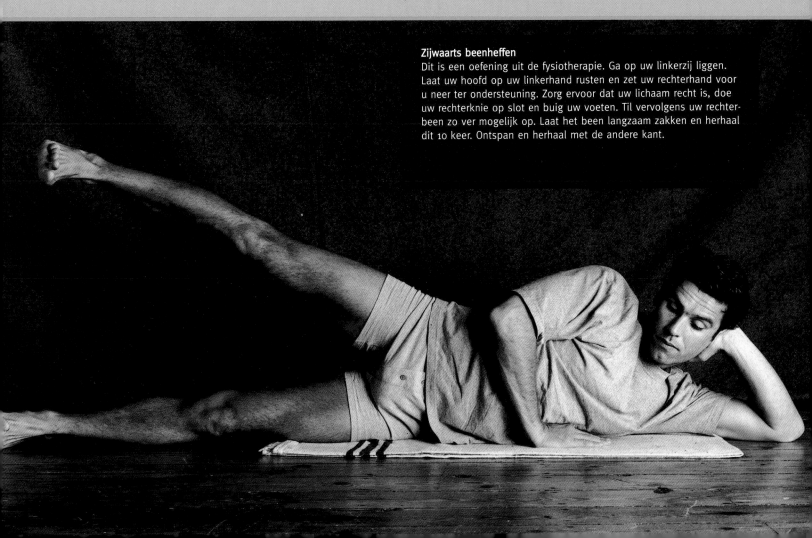

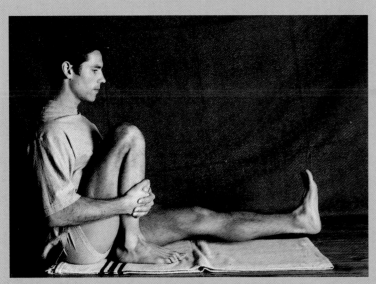

Zittende beenbuiging

Terwijl u op de vloer zit met uw benen recht voor u uitgestrekt, buigt u uw rechterknie en brengt u uw rechterbeen dichtbij uw borst terwijl u het in uw armen houdt en u uw voet op de vloer houdt. Breng vervolgens uw linkerbeen vijf keer omhoog en omlaag met de voet gebogen en vijf keer met de voet gestrekt, voordat u van benen wisselt. Zorg ervoor dat u te allen tijde uw rug recht houdt, zelfs als dit betekent dat u uw gebogen been iets van uw borst af moet bewegen.

Voorwaartse buiging vanuit halve lotushouding

Terwijl u met rechte rug op de vloer zit met beide benen recht voor u uitgestrekt, buigt u uw rechterknie en zet u uw rechtervoet bovenop uw linkerbovenbeen. Probeer met uw rechterknie de vloer te raken door hem zachtjes naar beneden te drukken. Als dit te moeilijk is, zet dan uw rechtervoet gewoon op de vloer en zo dicht mogelijk bij uw kruis. Daarna buigt u uw voet en probeert u met uw hoofd uw linkerknie te raken door naar beneden te reiken en uw voet in beide handen te nemen.

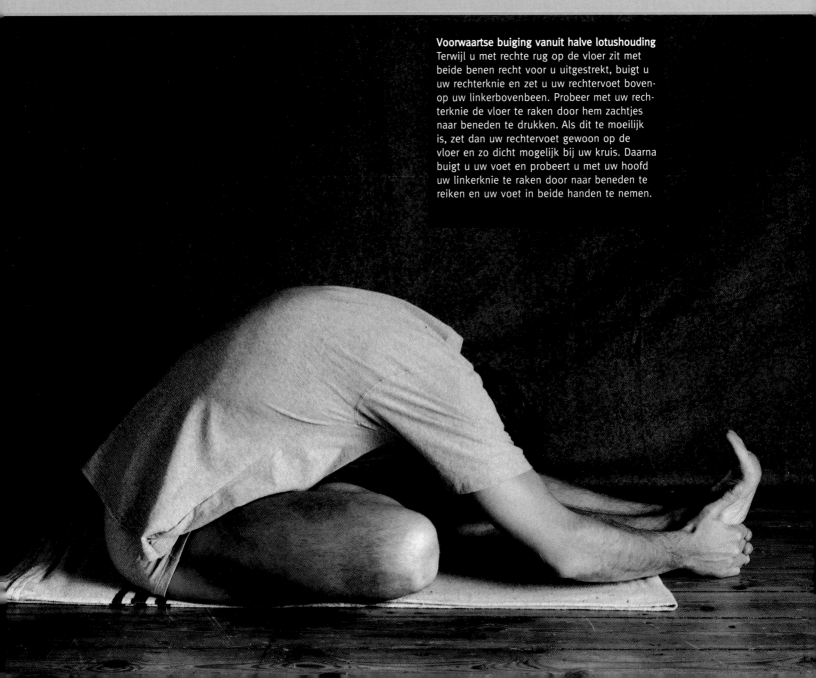

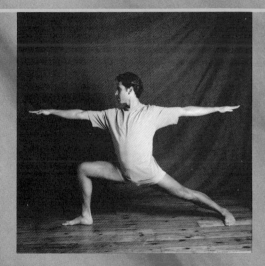 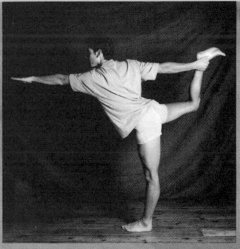 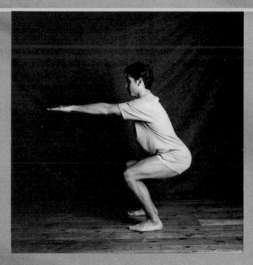

Krijger

Dit is een zeer effectieve yoga-houding. Als u hiervoor de tijd neemt, zult u merken dat de oefening een zeer grote rek teweegbrengt. Ga met uw benen wijd uit elkaar staan en uw voeten parallel aan elkaar. Draai uw rechtervoet 90° graden naar rechts. Houd uw armen recht en strek uw armen en handen zijwaarts vanuit uw schouders, alsof er aan twee kanten aan u wordt getrokken. Draai uw hoofd naar rechts, maar blijf met uw lichaam naar voren gekeerd.

Terwijl u uw linkerbeen recht houdt en uw linkervoet op de vloer, buigt u uw rechterknie tot het rechterbovenbeen evenwijdig is aan de vloer. Zorg ervoor dat uw rechterknie recht boven uw hiel blijft.

Kijk uit over uw rechterhand, terwijl u ervoor zorgt dat uw linkerbeen volledig gestrekt is en in één lijn met uw heupen staat. Blijf 30 seconden in deze houding voordat u rustig terugkeert naar uw uitgangspositie en de oefening met de andere kant herhaalt.

Staande boog

Terwijl u met uw armen langs uw zijden en uw voeten op een paar centimeter van elkaar staat, brengt u uw linkerarm recht omhoog. Buig uw rechterbeen bij de knie en reik met uw rechterhand naar achteren om uw enkel vast te pakken. Trek uw rechterbeen terug zodat het tegen uw hand drukt. Tegelijkertijd strekt u de linkerarm recht voor u uit. Houd uw heupen op gelijke hoogte en terwijl u uw hoofd rechtop houdt, fixeert u uw ogen op één punt om uw evenwicht te helpen bewaren. Blijf zo lang als u kunt in deze houding en ga dan over op de andere kant.

Stoelhurkzit

Dit is weer een voorbeeld van hoe de eenvoudigste rekoefening soms ook een van de effectiefste kan zijn. Terwijl u met uw voeten op heupwijdte van elkaar staat en uw armen langs uw zijden, buigt u uw knieën en laat u zich zakken alsof u op een denkbeeldige stoel gaat zitten – maar aangezien er geen stoel is, moeten uw beenspieren u in deze zittende positie houden. Hef uw armen voor u en balanceer. Blijf zo lang mogelijk in deze positie. Als dit erg moeilijk is, kunt u beginnen met uw rug tegen een muur te laten steunen, maar als u de oefening op deze manier doet, moet u ervoor zorgen dat uw bovenbenen evenwijdig aan de vloer zijn en dat uw onderbenen verticaal staan.

Voeten en enkels
doelgerichte oefeningen

Denk aan de opluchting die u voelt als u aan het eind van een zware dag gaat zitten en uw schoenen uittrekt en misschien uw tenen op en neer beweegt om ze los te maken na hun lange opsluiting. Dit geeft uw voeten en enkels de bewegingsvrijheid terug, waarvoor ze ontworpen zijn. Uw voeten, hoe klein ze ook zijn ten opzichte van de rest van uw lichaam, spelen het klaar om uw hele gewicht te dragen, dat over de voetbogen wordt verdeeld.

De tenen reiken naar de grond, balanceren en zetten zich af als we lopen. Door hun draaiende beweging zorgen de enkels voor evenwicht en stabiliteit en voor een scharnierbeweging die nodig is voor de voortbeweging. Maar onze schoenen beperken onze bewegingen en laten de tenen geen enkele bewegingsvrijheid toe; laarzen beperken de beweging van de enkels; en hoge hakken dwingen het voorste gedeelte van de voet meer gewicht te dragen dan waarop hij is berekend. En dus ontwikkelen we platte, vereelte voeten en dikke, stijve enkels – onaantrekkelijk en pijnlijk.

De eenvoudigste manier om onze voeten een plezier te doen is door elke dag een tijdje met de schoenen uit te lopen. De volgende rekoefeningen kunnen ook de voeten en enkels versterken en blessures, zoals verzwikte enkels en doorgezakte voeten, voorkomen en de voeten aantrekkelijker maken.

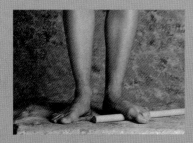 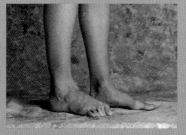 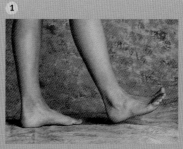 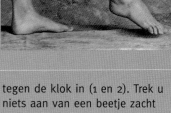

Stokmassage
Dit zal de bloedsomloop in uw hele lichaam verbeteren en zeer belangrijke zenuwuiteinden stimuleren. Het zal u ook helpen om uw houding te verbeteren. Leg een bezemsteel of iets dat erop lijkt op de vloer. Begin met uw linkervoet, laat uw tenen op de stok rusten en druk ze naar beneden. Uw voet zal heel gevoelig aanvoelen, maar dat is normaal. Als u zich voorstelt dat u door uw voeten ademhaalt, zal het onprettige gevoel minder worden. Pauzeer even en rol uw voet er een klein stukje overheen en druk er weer op. Ga op deze manier door tot u uw hele voet hebt gehad. Als u het kan verdragen, blijf dan wat langer op de meest gevoelige gebieden staan, omdat deze de meeste behoefte hebben aan massage. Als u klaar bent met uw linkervoet, herhaalt u de massage met uw rechtervoet. Na beide voeten gerold te hebben, gaat u met beide voetbogen over de steel staan. Zorg ervoor dat u voortdurend rechtop staat, zodat uw houding er de meeste baat bij heeft. Houd dit zo lang als u kunt vol.

Voetmassage en Voetwiebelen
De tenen hebben vaak door verkeerd gebruik hun kracht en lenigheid verloren – denk aan de grote bewegingsvrijheid die baby's in hun tenen hebben. De eerste stap voor het herwinnen van deze beweeglijkheid is dat we de tenen strekken met onze handen. Terwijl u gemakkelijk zit, neemt u een voet in uw handen. Neem uw grote teen in de ene hand. Begin met de kleine teen en trek hem met de andere hand weg van de grote teen. Trek om de beurt aan iedere teen. Draai vervolgens de tenen om de beurt zachtjes heen en weer. Trek de tenen om de beurt naar achteren, waarbij u uw voetzool strekt; doe vervolgens het tegenovergestelde en buig uw tenen naar voren. Terwijl u zit of staat met uw voeten evenwijdig aan elkaar op ongeveer tien centimeter afstand van elkaar, rolt u de voeten naar buiten, waarbij u uw hielen en de voorkanten van uw voeten stevig op de vloer houdt, maar uw wreven optilt (zie de foto hierboven). Herhaal deze laatste oefening drie keer.

Voetdraai
U kunt dit in elke houding doen zo lang u een been van de grond kunt optillen zonder de rest van uw lichaam in te spannen. Draai met iedere voet vijf keer rond met de klok mee en vijf keer tegen de klok in (1 en 2). Trek u niets aan van een beetje zacht krakend geluid, maar zorg ervoor dat u uw enkel rustig genoeg draait, zodat u geen pijn voelt.

Knielen met gebogen voeten
Kniel op de vloer, leun naar voren en steun uzelf met uw handen terwijl u uw tenen onder u de andere kant op draait, zodat de teenkussentjes op de vloer staan. Als u in deze houding bent, gaat u voorzichtig naar achteren op uw hielen zitten, zodat u zowel uw tenen als uw kuiten voelt oprekken (zie de grote foto op de bladzijde hiernaast).

Hieldrukken

Terwijl u uw linkerbeen gebogen houdt voor steun, laat u uw rechterknie, onderbeen en bovenkant van de voet op een kussen of mat rusten, zodat de hiel recht omhoog wijst. Laat uzelf langzaam zakken zodat uw rechterbil op uw rechterhiel drukt, waarbij u uw hiel recht houdt. Probeer rustig een beetje lager te zakken en blijf ten minste 15 seconden in deze rekhouding. Ontspan en herhaal de oefening vervolgens met het andere been.

Teendrukken

Kniel op de vloer met de bovenkanten van uw voeten plat tegen de grond en ga naar achteren op uw voeten zitten. Zet uw handen naast u op de vloer en druk uzelf op, zodat uw knieën van de vloer komen en u op uw voeten naar achteren wiegt. U zou een rek moeten voelen langs de buitenkant van uw enkels en langs de voorkant van uw voeten.

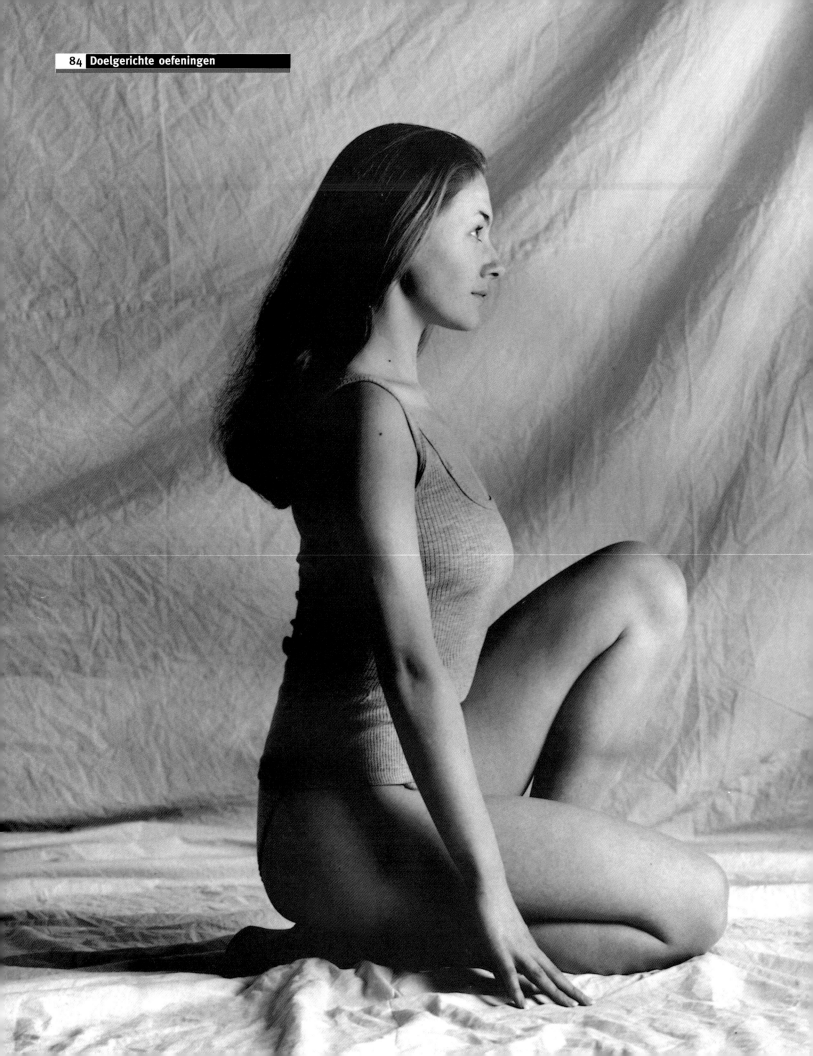

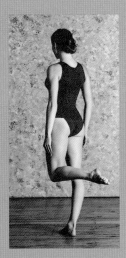

Flamingo

Een van de meest effectieve oefeningen voor het sterker maken van de enkels is tegelijk een van de eenvoudigste. Balanceer op één been met uw ogen op één punt gericht, of houd uw ogen gesloten om het moeilijker te maken. Probeer ten minste gedurende een minuut uw evenwicht te bewaren en zo stil mogelijk te staan. Dit is moeilijker dan u denkt.

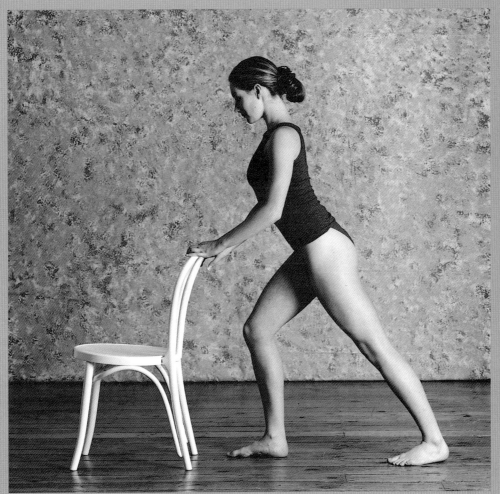

Teentoppen

Terwijl u gemakkelijk staat voor de rugleuning van een stoel, zodat u deze als u wilt als steun kunt gebruiken, tilt u uw rechtervoet van de vloer en houdt u hem iets voor u. Verhef u langzaam tot u op uw linkertenen balanceert en laat u vervolgens langzaam zakken. Zorg ervoor dat uw enkels recht blijven en dat de voetzool die het werk doet niet naar binnen of naar buiten draait. Herhaal dit twee keer en wissel dan van voet.

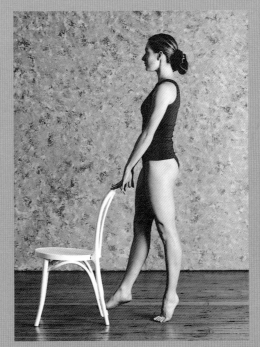

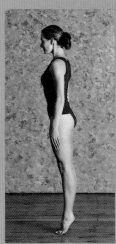

Rekoefening duiker

Ga bij een stoel staan zodat u de rugleuning kunt gebruiken om uzelf in evenwicht te brengen als dat nodig is. Houd uw voeten dicht bij elkaar en de hielen tegen elkaar aan, terwijl u zich langzaam zo hoog mogelijk op uw tenen verheft. Blijf zo lang mogelijk in deze houding en laat u vervolgens langzaam zakken.

Rekoefening achillespees

Terwijl u naar voren leunt en op de rugleuning van een stoel of tegen de muur steunt, zet u uw linkervoet ongeveer 25 centimeter achter uw rechter, waarbij u de voeten parallel aan elkaar houdt. Buig uw rechterknie, waarbij u uw rechterhiel op de vloer houdt en druk tegelijkertijd uw linkerhiel naar beneden in de richting van de vloer, zodat u een lichte rek voelt langs de achterkant van uw rechterkuit.

Oefen- programma's

Regelmatig een oefenprogramma doen – 10 minuten rekoefeningen per dag – helpen om u sterker en leniger te voelen. Het geheim van een complete training is dat rekoefeningen worden gecombineerd die op verschillende delen van het hele lichaam werken met een warming-up en een cooling-down. Uiteindelijk zal uw lichaam gewend raken aan de dagelijkse rekoefeningen.

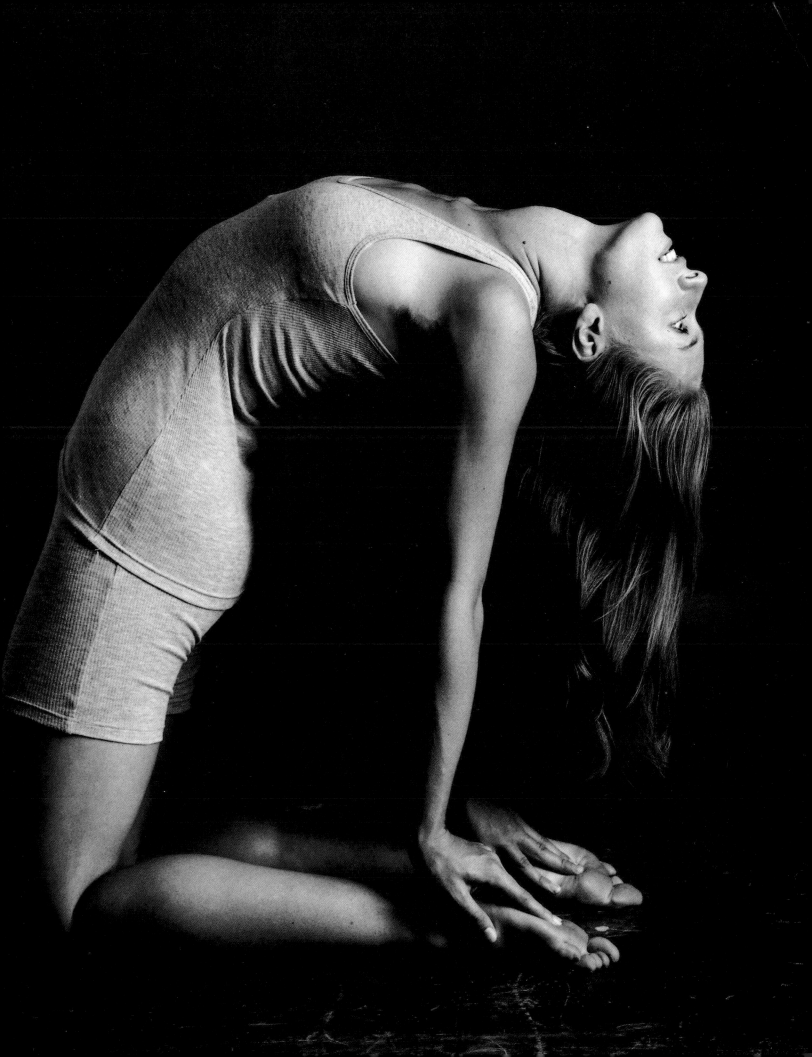

Oefenprogramma's
algemeen advies

Oefening is uiteindelijk de enige manier om fitter te worden. U zou nu een duidelijker beeld van uw gezondheid, conditie en lenigheid moeten hebben, maar de enige manier om een blijvende verbetering te bereiken is door hetgeen u hebt geleerd te gebruiken in een oefenprogramma dat u regelmatig doet. Een dagelijkse training hoeft niet zo afschrikwekkend te zijn als het klinkt. U zult zelfs merken dat het zowel een kalmerend als plezierig onderdeel van uw dagelijks leven kan zijn.

Om de beste resultaten te krijgen moet u denken aan tenminste een kort dagelijks programma. De oefeningen in dit boek zijn niet zo zwaar dat u twee dagen moet wachten voordat u ze weer kunt doen. Het is zelfs zo dat hoe vaker u ze doet, hoe beter u zich zult voelen en hoe prettiger u zich zult voelen bij het idee om een oefenprogramma te doen. Als uw lichaam er eenmaal aan gewend is om dagelijks rekoefeningen te doen, zult u zich afvragen hoe u het ooit zonder hebt kunnen doen.

De grote vraag is altijd: waar haalt u de tijd vandaan? Daarom zult u drie verschillende oefenprogramma's te zien krijgen, waarvan de eerste slechts tien minuten duurt (bij dit programma zijn geen excuses mogelijk) en de laatste een half uur. Naarmate de programma's langer worden, wordt de moeilijkheidsgraad ook hoger. De aangegeven tijdsduren zijn echter slechts richtlijnen: het programma van 20 minuten kan u iets meer of iets minder tijd kosten dan 20 minuten.

Als u meer ervaren wordt, zult u misschien uw eigen programma's willen samenstellen, waarin u zich concentreert op gebieden van uw lichaam waaraan u speciale aandacht wilt besteden, of waarin u rekening houdt met een zekere stemming of omstandigheid in uw leven. Het is wellicht het eenvoudigst als u zich went aan de programma's in dit boek en sommige oefeningen vervangt door oefeningen die u zelf het prettigst vindt. Uiteindelijk zult u echter uw eigen programma's van het begin af aan kunnen samenstellen. Op de bladzijde hiernaast staan een paar richtlijnen die u zullen helpen bij het samenstellen van programma's die effectief zijn.

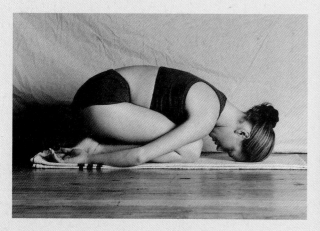

Kinderhouding, blz. 92

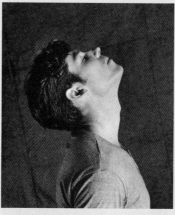

Hoofdkruis, blz. 94

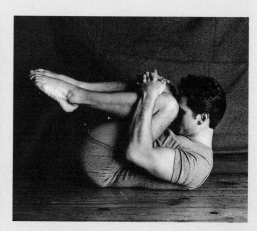

Hoofd-naar-knie-rol, blz. 97

Als u eenmaal uw programma hebt bedacht, verander het dan niet te vaak. Uiteindelijk wilt u dat het zo vertrouwd wordt dat u kunt ontspannen en naar uw lichaam kunt luisteren zonder dat u zich druk maakt over de volgorde van de oefeningen of hoe u ze moet doen. Op deze manier zult u na het programma niet alleen fysiek gezonder zijn, maar ook geestelijk verfrist.

1 In elk programma dient een warming-up te zijn opgenomen. Het hoofdkruis of de lichte rekoefeningen aan het begin van de volgende programma's zijn bijvoorbeeld ideale oefeningen voor de warming-up.

2 De programma's die u besluit te doen, dienen zo gestructureerd te zijn dat ze een logische opbouw hebben, waarbij de ene rekoefening soepel overvloeit in de andere.

3 Het is verstandig om oefeningen in groepen in te delen, zodat bijvoorbeeld alle staande rekoefeningen bij elkaar worden gezet, gevolgd door alle zittende.

4 Bedenk voor uzelf wat uw wilt bereiken met het programma. U kunt zich concentreren op een goede conditie of lenigheid of u kunt beide combineren. In feite is alles mogelijk.

5 Ten slotte is het heel belangrijk om te onthouden dat u niets forceert – werk altijd in uw eigen tempo en op het niveau dat u prettig vindt.

10
minuten programma

Dit programma is ideaal voor de beginner, maar evenzeer bruikbaar voor degenen die meer ervaring hebben. U kunt de oefeningen doen als u 's ochtends opstaat en u zich voorbereidt op de dag die voor u ligt – of 's avonds als laatste activiteit, wellicht na een warm bad. Sommige oefeningen kunt u zelfs doen terwijl u nog in bed ligt.

Een eenvoudig programma van 10 minuten is niet bedoeld om kracht of uithoudingsvermogen op te bouwen, maar meer om u te stimuleren uw lichaam los te maken, hetzij na de spanningen van een lange dag, hetzij na de passiviteit van de nachtrust. Daarom is het belangrijk om ontspannen te blijven en te onthouden dat kwaliteit telt en niet kwantiteit.

Houd in gedachten, vooral als u dit 's morgens als eerste doet, dat u het rustig houdt. Luister naar de signalen die uw lichaam geeft en forceer uzelf niet. Haal diep adem en ontspan. U zult merken dat de ene rekoefening overvloeit in de andere.

1

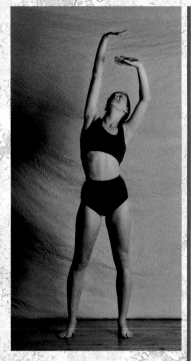

2

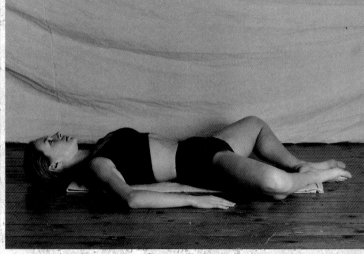

Liggende vlinder
Ga op uw rug op de vloer liggen met gebogen knieën en uw hielen tegen elkaar. Druk uw knieën zo ver mogelijk van elkaar (2). Om uw onderrug recht te houden, kunt u uw bekken licht naar boven kantelen, zodat uw rug op de vloer wordt gedrukt. Ontspan en houd ongeveer 45 seconden vast, terwijl u diep ademhaalt.

Lichte rekoefening
Deze oefening kunt u gemakkelijk 's ochtends doen als u nog in bed ligt. Hef uw armen boven uw hoofd en strek eerst uw rechterarm en dan uw linker (1). U zou nu moeten voelen dat uw lichaam langer wordt, en met name uw rug. Terwijl u uitademt, reikt u nog wat hoger. Doe dit vijf keer aan beide kanten. Als u liever opstaat kunt u deze oefening ook staand doen.

3

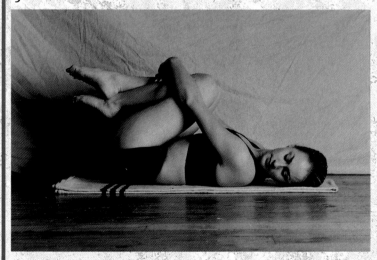

Wiegen
Ga op uw rug op de vloer liggen, hef beide knieën, vouw uw handen eromheen en trek ze naar uw borst. Ontspan en wieg rustig heen en weer, terwijl u uw hoofd naar links draait als uw benen naar rechts bewegen en omgekeerd (3). Blijf ongeveer een minuut rustig wiegen.

4

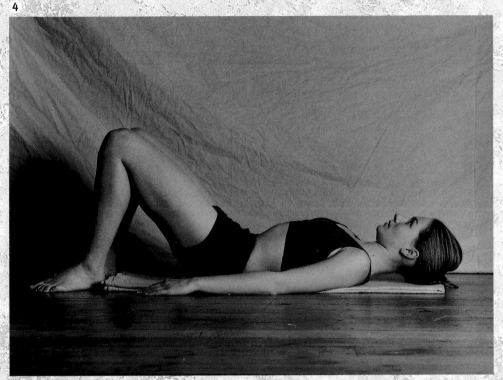

Bekken kantelen

Ga op uw rug op de vloer liggen met gebogen knieën en laat uw armen naast uw zijden rusten (4). Zonder de onderrug op te tillen, brengt u uw bekken langzaam omhoog door met de buikspieren te werken. Ontspan en laat uw bekken weer op de vloer zakken. Herhaal dit 10-20 keer.

5
        6

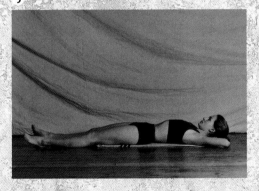 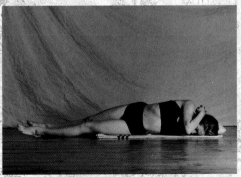 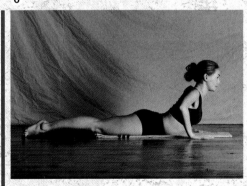

Liggende draai

Voor het bovenste gedeelte van de ruggegraat. Vouw uw handen achter uw hoofd en laat uw ellebogen plat op de vloer neerkomen. Terwijl u uw hielen op de grond houdt, draait u uw bovenlichaam naar links, waarbij u

probeert om met uw rechterelleboog de vloer te raken naast uw linkerelleboog (5). Blijf ongeveer 15 seconden in deze houding voordat u ontspant en naar de andere kant draait. Herhaal.

Eenvoudige opdrukkingen

Ga op uw buik op de vloer liggen met uw benen recht achter u en uw handpalmen op de vloer onder uw schouders. Verhef uw bovenlichaam, waarbij u uw armen het meeste werk laat doen en uw bekken op de vloer houdt (6). Voltooi deze oefening door u weer ondersteund door uw armen te laten zakken. Herhaal dit 10 keer.

7

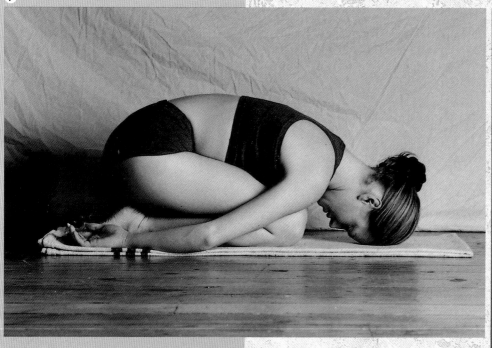

9

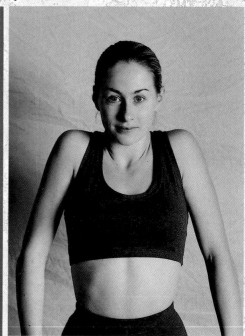

Kinderhouding

Dit is een traditionele yoga-houding, die kalmerend en plezierig is. Terwijl u knielt en uw billen zachtjes op uw voeten laat rusten, buigt u voorover tot uw hoofd licht op de vloer rust en legt u uw armen naast uw zijden met uw handen naast uw voeten met de handpalmen naar boven. (7) Blijf bij wijze van rustpauze 45 seconden in deze houding.

8

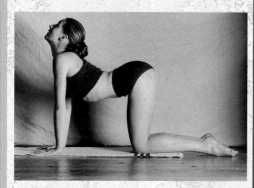

Schouderophaling

Terwijl u inademt, haalt u uw schouders zo hoog mogelijk op naar uw oren (9). Houd ze daar vijf seconden en laat ze weer los terwijl u uitademt. Ontspan en adem weer uit, waarbij u zich voorstelt dat u uw schouders nog iets meer ontspant. Probeer ze niet te forceren, want alleen al de kracht van de suggestie zal genoeg zijn om uw schouders net dat kleine beetje meer te ontspannen. Herhaal dit vijf keer.

Kattenrug

Terwijl u knielt met uw handen direct onder uw schouders op de vloer, bolt u uw rug en laat u uw hoofd vallen. Vervolgens buigt u uw rug in de omgekeerde richting, zodat hij hol wordt, en heft u tegelijkertijd uw hoofd op (8). Doe dit ongeveer 10 keer beide kanten op.

10

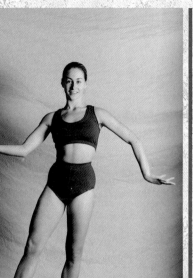

11

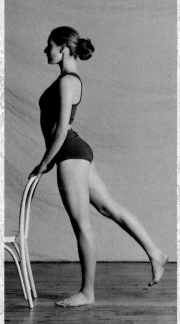

12

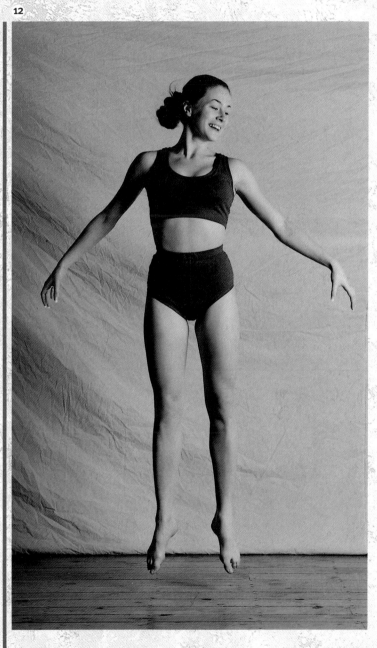

Voet- en handdraaiingen

Draai uw enkels en polsen vijf keer rond met de klok mee en vijf keer tegen de klok in.

Stoelaerobics

Ga achter de stoel staan met uw voeten op heupwijdte van elkaar en houd de rugleuning licht vast voor het evenwicht. Terwijl u uw rechterbeen recht houdt, heft u het zijwaarts op met uw voet naar voren gekeerd. Herhaal dit vijf keer en hef uw been dan achter u op, waarbij u het weer recht houdt (11). Herhaal dit vijf keer in deze richting en ga dan over op het linkerbeen.

Sprong

Dit is een prettige manier om af te ronden. Spring een paar keer vrij en licht in de lucht om alle laatste spanningen kwijt te raken en u fris en verjongd te voelen.

20
minuten programma

Het kost u weinig tijd om aan een betere conditie en grotere lenigheid te werken. Als u bedenkt dat een gemiddelde komische televisieserie langer dan 20 minuten duurt of dat u die tijd ongeveer kwijt bent om de ochtendkrant vluchtig door te nemen, zult u zich realiseren dat een regelmatige, grondige training een drukke levensstijl niet zal verstoren.

Dit programma is iets krachtiger dan een eenvoudige warming-up, maar u zult er niet zo vermoeid van raken dat u de andere uitdagingen van uw dag niet zult kunnen aangaan. Als u onthoudt dat u langzaam begint en uzelf langzaam inwerkt in het programma, zult u merken dat de ene oefening op een natuurlijke manier tot de andere leidt. Een paar minuten concentratie op deze oefeningen, zou uw geest moeten bevrijden van de zorgen van het leven en u positief en alert moeten maken.

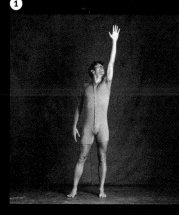

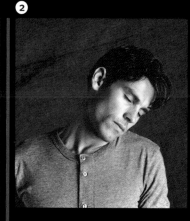

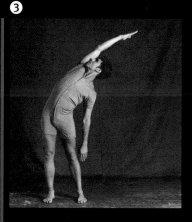

Lichte rekoefening
Ga met uw voeten op heupwijdte van elkaar staan. Hef beide armen om de beurt boven uw hoofd en strek ze naar het plafond, eerst uw linker (1) en vervolgens uw rechter. U zou moeten voelen dat uw lichaam en vooral uw rug langer wordt. Terwijl u uitademt, reikt u nog een stukje hoger. Doe dit vijf keer aan beide kanten.

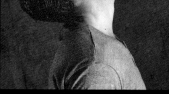

Hoofdkruis
Laat uw hoofd naar voren vallen totdat uw kin op uw borst rust. Hef het hoofd vervolgens langzaam op en laat het naar links zakken, waarbij u probeert om met uw oor uw schouder aan te raken (2). Laat het hoofd vervolgens naar rechts zakken, waarbij u weer probeert om met uw oor uw schouder aan te raken. Kijk omhoog, houd uw schouders stil en recht en laat uw kaak los hangen. Doe dit drie keer.

Halvemaan
Houd uw voeten op heupwijdte van elkaar en breng uw rechterarm omhoog en buig langzaam naar links zonder vanuit het middel voorover of achterover te buigen. U zou een sterke rek moeten voelen langs de gehele rechterzijkant van uw lichaam. Draait u uw hoofd iets naar boven (3). Houd dit 20 seconden vast en ga dan over op de andere kant.

④ 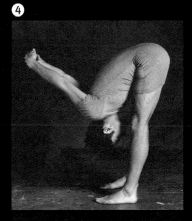 ⑤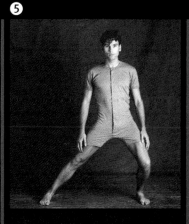

⑥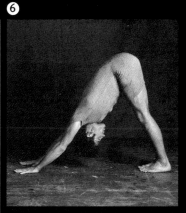

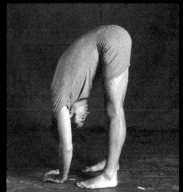

Vooroverbuigen met gevouwen handen

Terwijl u met uw benen op heupwijdte van elkaar staat, vouwt u uw handen achter uw rug, kruist u de vingers en houd u uw handpalmen naar boven gekeerd. Buig voorover vanuit uw middel en laat uw armen op natuurlijke wijze volgen. U zou nu niet alleen een rek langs de achterkant van uw lichaam en vooral uw benen

moeten voelen, maar ook in uw schouders. Laat vervolgens uw handen los en laat uw armen losjes voor u bungelen (4). Maak met uw hoofd kleine ja- en nee-bewegingen, zodat u uw nek voelt ontspannen. Blijf zo ten minste 30 seconden hangen en rol uzelf langzaam uit tot de oorspronkelijke staande houding.

Zijwaartse rekoefening kruis

Terwijl u met uw voeten op 60 tot 90 centimeter van elkaar staat, buigt u uw linkerknie, zodat u de rek voelt aan de binnenkant van uw bovenbeen (5). Zorg ervoor dat u uw lichaam rechtop houdt. Houd dit ongeveer 15 seconden vast en doe de oefening met het andere been.

Berg

Terwijl u met voeten evenwijdig naast elkaar en op heupwijdte van elkaar staat, buigt u voorover en zet u uw handen ongeveer 90 cm voor u plat op de vloer. Druk naar achteren met uw armen en probeer uw hielen plat op de vloer en uw hoofd in de richting van de vloer te krijgen. Ontspan uw hoofd en nek door ze los te laten hangen (6). Houd dit 30 seconden vast.

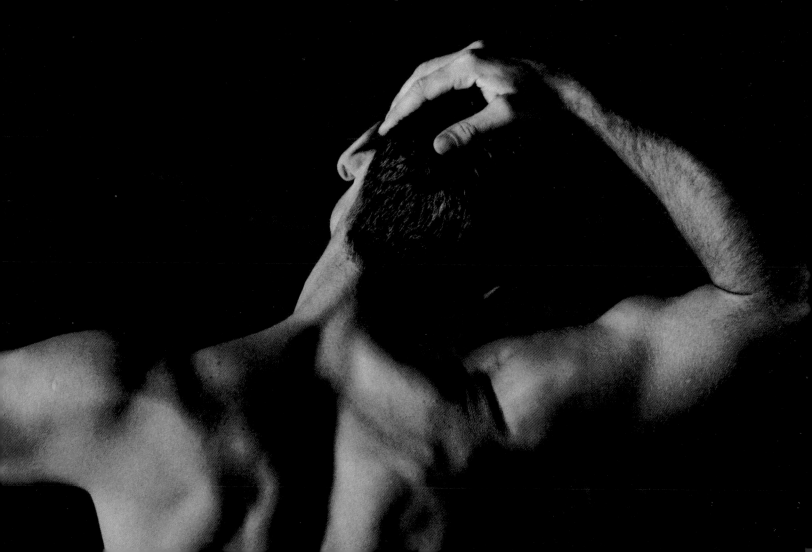

⑦

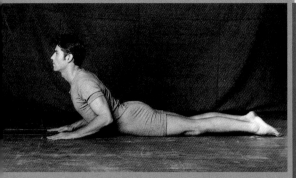

Cobra

Terwijl u op de vloer op uw buik ligt, zet u uw handen plat voor u op de vloer met uw duimen op één lijn met uw oksels. Hef langzaam uw hoofd op, waarbij u uw rug buigt (7). Druk uzelf niet met uw armen op – laat uw rug en uw buik het werk doen. Houd dit 10 seconden vast en probeer dan nog wat hoger te komen gedurende nog eens 10 seconden. Ontspan en laat uw lichaam weer op de vloer zakken.

⑧

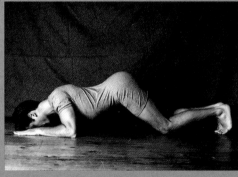

Rups

Ga liggen met uw kin op de vloer en uw handen bij uw oksels met de palmen naar beneden. Laat uw voorhoofd vallen tot het de vloer raakt, ontspan uw bovenlichaam en terwijl u uw bekken en onderrug optilt (8), sleept u zichzelf langzaam naar achteren tot uw hoofd bij uw knieën komt en uw billen op uw hielen rusten. Probeer uw voorhoofd op de vloer te houden en uw handen waar ze begonnen. Rust even in deze houding, die bekend staat als de kinderhouding (zie blz. 92), voordat u uw handen loslaat en uzelf uitrolt tot een knielende houding.

9

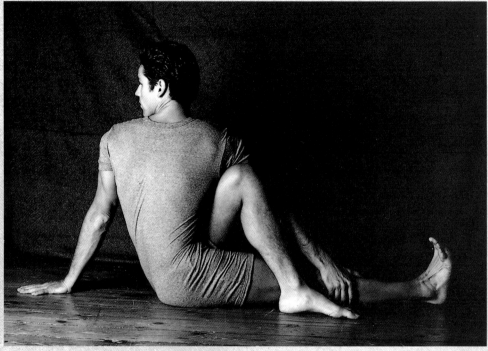

Zittende rugdraai

Ga op de vloer zitten met beide benen recht voor u uitgestrekt en uw ruggegraat recht. Til uw linkerbeen op en terwijl u de knie buigt zet u uw voet neer aan de rechterkant (buitenkant) van uw rechterknie. Zet uw linkerhand op de vloer achter uw linkerbil zonder uw elleboog te buigen. Til uw rechterarm op en terwijl u de elleboog recht houdt, brengt u hem over uw rechtopstaande linkerknie en laat u uw rechterhand licht op uw rechterbeen rusten. Draai uw hoofd zo ver als u kunt over uw linkerschouder, terwijl u zich voorstelt dat u uw onderrug optilt (9). Houd dit 30 seconden vast, ontspan en wissel van zijden.

10

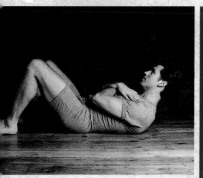

11

12

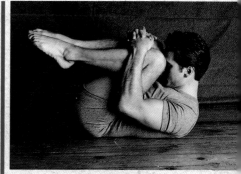

Curl-ups

Ga op uw rug op de vloer liggen met uw knieën gebogen en uw handen licht gekruist over uw borst. Terwijl u uw onderrug op de vloer en uw hals op één lijn met uw ruggegraat houdt, gebruikt u uw buikspieren om uw bovenlichaam van de vloer te tillen. U begint met uw hoofd en dan het bovenste gedeelte van de romp, maar u let erop dat u uw onderrug niet optilt (10). Laat uzelf langzaam terugzakken tot de uitgangshouding. Herhaal dit 15 keer en zorg ervoor dat u niet gehaast te werk gaat.

Brughouding

Ga op uw rug op de vloer liggen met uw knieën gebogen en uw voeten op heupwijdte van elkaar. Reik naar beneden en pak uw enkels vast – als u er niet bij kunt, zet u uw handpalmen plat op de vloer met uw armen uitge- strekt. Hef uw bekken op en pro- beer het zo hoog mogelijk in de lucht te tillen (11). Houd 30 seconden vast, laat uw bekken weer langzaam op de vloer zak- ken en herhaal.

Hoofd-naar-knie-rol

Terwijl u op de vloer ligt, brengt u uw knieën naar uw borst en heft u uw hoofd op om met uw voor- hoofd uw knieën aan te raken (12). Beweeg 30 seconden zacht- jes zijwaarts heen en weer.

13

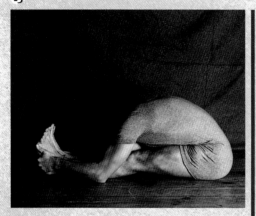

14

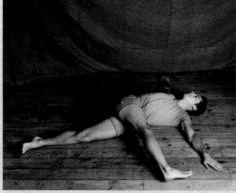

15

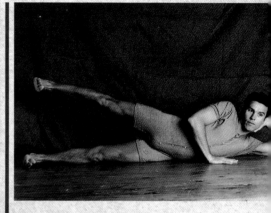

Voorwaartse buiging

Ga rechtop op de vloer zitten met uw benen recht voor u uitgestrekt en uw voeten gebogen. Wiebel met uw billen een beetje naar achteren om ervoor te zorgen dat u op uw heupbeen zit. Reik recht omhoog, strek uw armen hoog boven uw hoofd, buig voorover vanuit uw middel en probeer uw tenen vast te pakken (13). Ontspan en blijf ongeveer een minuut in deze houding voordat u loslaat. Rol langzaam terug, ruggewervel voor ruggewervel, totdat u op uw rug ligt.

Liggende rugdraai

Terwijl u op uw rug op de vloer ligt, tilt u uw rechterbeen op, beweegt hem over uw lichaam en laat hem aan uw linkerkant op de vloer zakken, waarbij u uw schouders plat op de vloer houdt (14). Houd dit 30 seconden vast voordat u overgaat naar de andere kant.

Zijwaarts beenheffen

Ga op uw linkerzij op de vloer liggen. Laat uw hoofd op uw linkerhand rusten en plaats uw rechterhand voor u ter ondersteuning. Doe uw rechterknie op slot en buig uw voet, terwijl u erop let dat uw lichaam recht is. Til vervolgens uw rechterbeen zo ver mogelijk op (15). Laat het been langzaam zakken en herhaal dit 10 keer. Ontspan voordat u de oefening met de andere kant doet.

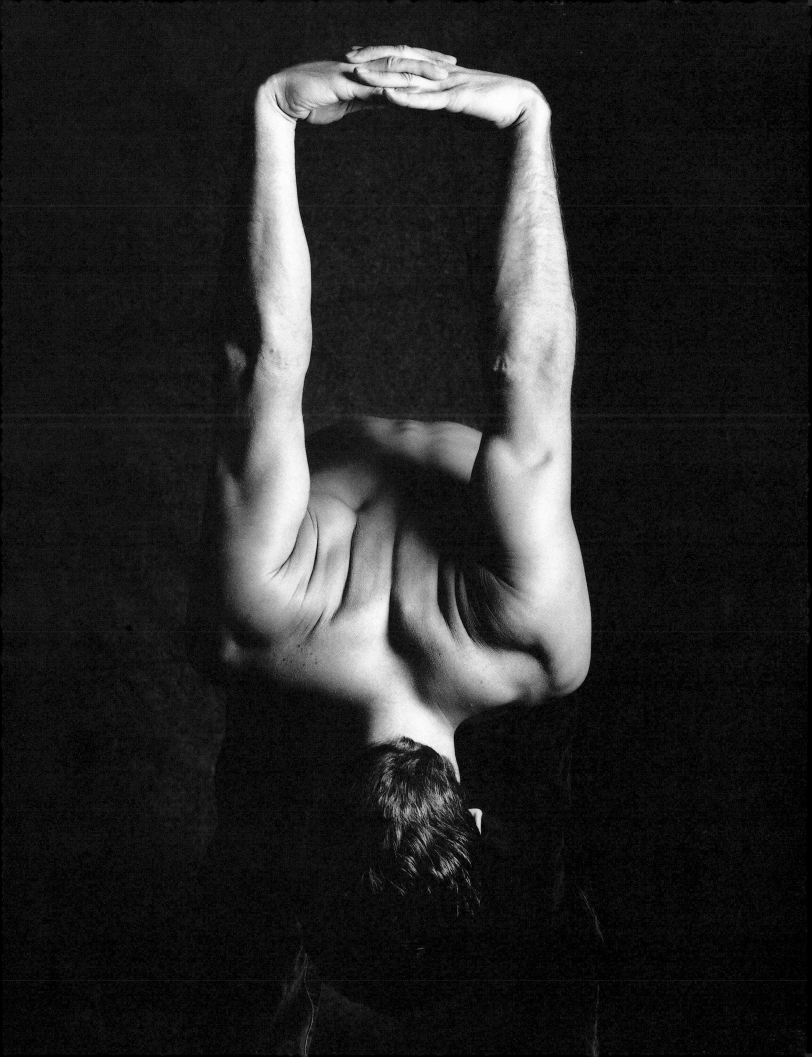

30

minuten programma

Terwijl de kortere programma's zijn bedoeld om een regelmatige training in een druk dagprogramma te laten passen, is het uiteindelijk lonender om er een beetje meer tijd aan te besteden. U kunt dan niet alleen meer oefeningen doen, maar de extra tijd stelt u ook in staat om u volledig te concentreren op hetgeen u doet en biedt u de mogelijkheid om moeilijkere en complexere rekoefeningen in uw programma op te nemen.

Begin zoals altijd langzaam en werk u langzaam in het programma in. Dit programma is evenals de andere zo ontworpen dat de ene oefening vloeiend overgaat in de andere, maar u zult merken dat dit programma inspannender en moeilijker is dan de eerste twee. Daarom is het raadzaam om geen zware maaltijd te gebruiken voordat u er aan begint. Ook zult u aan het eind wat tijd willen overhouden om te ontspannen en af te koelen.

Neem de tijd en ontspan binnen het programma. Het zal niet lang duren of het wordt zo bevredigend dat een half uur een heel korte tijd zal lijken.

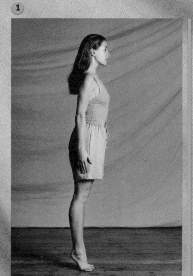

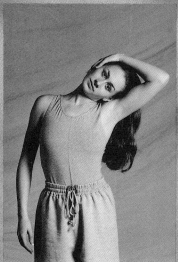

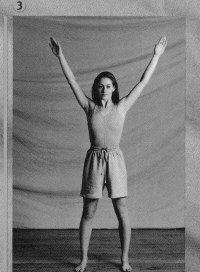

Rekoefening duiker, schouderrol en hoofdkruis

Dit zijn drie goede rekoefeningen voor de warming-up. Voor de rekoefening duiker houdt u uw voeten bij elkaar met de enkels tegen elkaar en verheft u zich langzaam zo hoog mogelijk op uw tenen (1). Gebruik een stoel om uzelf in evenwicht te houden, als dat nodig is. Blijf zo lang mogelijk in deze houding en laat uzelf langzaam zakken. Ga vervolgens ontspannen staan met uw armen langs uw zijden. Hef een schouder op naar uw oor. Draai hem langzaam naar voren, vervolgens naar beneden, dan naar achteren en weer naar boven in de richting van uw oor, waarbij u de beweging zo volledig en cirkelvormig houdt als u kunt. Doe dit drie keer in beide richtingen en ga dan over op de andere kant, terwijl u uw lichaam zo stil mogelijk houdt. Voor het hoofdkruis laat u uw kaak los hangen en houdt u uw schouders recht. Laat uw kin op uw borst vallen. Hef uw hoofd langzaam op en breng het rechts van u naar beneden, waarbij u probeert om met uw oor uw schouder aan te raken. Breng het hoofd daarna op dezelfde manier links van u naar beneden. kijk nu naar het plafond. Herhaal dit twee keer.

Zijwaartse hoofdomhelzing

Terwijl u staat of zit, kantelt u uw hoofd naar links, zodat uw oor uw schouder nadert. Reik omhoog met uw linkerarm en houd uw hoofd vast, waarbij uw handpalm over uw rechteroor is geplaatst (2). Ontspan uw linkerarm zodat het gewicht van de arm een natuurlijke zachte druk uitoefent. Om deze rek te versterken, houdt u uw rechterarm horizontaal en buigt u uw hand bij de pols. Houd dit 20 seconden vast, laat los en wissel van kant.

Handen omhoog

Deze houding, die u in talloze westerns zult hebben gezien, is een buitengewoon goede oefening voor uw schouders en borstspieren.

Ga staan met uw voeten op heupwijdte van elkaar en uw armen boven uw hoofd alsof u een soldaat bent die zich overgeeft (3). Terwijl u uw armen recht en uw handpalmen naar voren houdt, duwt u uw armen zo ver als ze kunnen naar achteren, voordat u terugkeert naar de uitgangspositie. Wees niet verrast als u niet zo ver naar achteren kunt, maar u zou een rek over de bovenkant van uw borst moeten voelen. Beweeg uw armen 20 keer op deze manier naar voren en naar achteren voordat u rust en de hele reeks nog twee keer herhaalt.

Denk eraan dat u uw schouders naar beneden en uw hals gestrekt houdt.

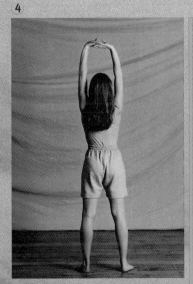

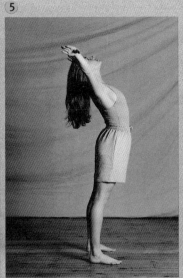

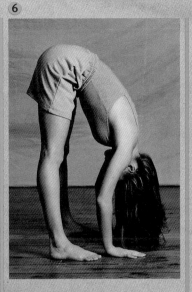

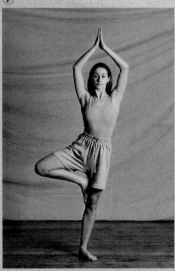

Toren

Terwijl u gemakkelijk staat, kruist u uw vingers en met uw handpalmen naar boven gekeerd strekt u uw armen boven uw hoofd (4). Zorg ervoor dat uw ellebogen recht zijn en uw bovenarmen achter uw oren zijn getrokken. Ontspan en haal adem, en stel u voor dat u zich uitstrekt met behulp van uw rug. Houd dit ongeveer 30 seconden vast voordat u rust en de oefening twee keer herhaalt. Kruis uw vingers bij iedere keer opnieuw met een andere duim boven.

Achterwaartse buiging

Spreid uw voeten iets meer dan heupwijdte voor een beter evenwicht en leg uw handpalmen tegen de achterkant van uw bovenbenen. Terwijl u uw billen spant en uw bekken naar voren drukt, rekt u zich zo ver als u kunt naar achteren, waarbij u uw handen langs uw bovenbenen naar beneden laat glijden. Laat uw mond open vallen. U zou de rek zowel in uw bovenrug als in uw buikspieren moeten voelen. Houd dit 20 seconden vast en ga weer rechtop staan.

Als u zeker genoeg bent van uw evenwicht en uw rug nog leniger is, kunt u deze buiging doen met uw handen boven uw hoofd (5).

Voorwaartse buiging

Terwijl u met uw voeten op heupwijdte van elkaar staat, knikt u voorover vanuit uw middel en, zonder uw knieën op slot te doen, reikt u naar beneden naar uw voeten (6). Het zou moeten voelen alsof uw bovenlichaam vanaf uw heupen naar beneden hangt. Houd uw gewicht gelijkmatig verdeeld over uw voeten, ontspan uw buikspieren bij iedere ademhaling en laat uw rug losser worden. Ontspan ongeveer 30 seconden in deze houding en keer dan terug naar de achterwaartse buiging. Wissel deze twee oefeningen nog twee keer af.

Boom

Begin te staan met uw voeten bij elkaar. Til uw rechtervoet op en plaats de voetzool op de binnenkant van uw linkerbovenbeen. Reik naar beneden en gebruik uw handen om u te helpen uw voet zo hoog mogelijk op uw bovenbeen te brengen. Leg uw handpalmen tegen elkaar voor uw borst en terwijl u ze tegen elkaar gedrukt houdt, brengt u uw handen langzaam omhoog, zodat uw handen boven de kruin van uw hoofd komen. Houd uw hals gestrekt en uw schouders naar beneden (7).

Nu kijkt u strak naar een punt voor u om uw evenwicht te helpen bewaren en strekt u uw armen, zodat uw bovenarmen de zijkanten van uw hoofd raken, waarbij u uw handpalmen tegen elkaar houdt. Ontspan en probeer een minuut in deze houding te blijven, voordat u uw handen langzaam laat zakken tot borsthoogte en u uw rechtervoet terugzet op de vloer. Herhaal dit met de andere kant.

8
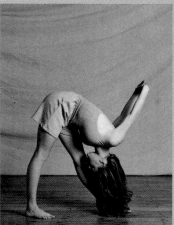

9
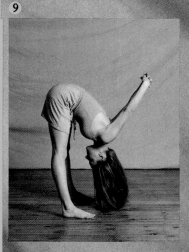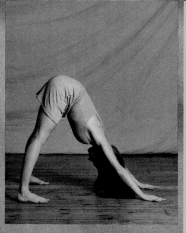

10
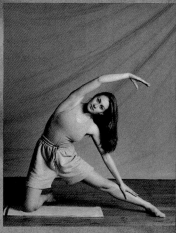

Hoofd-naar-knie-buiging met gevouwen handen

Zet uw rechtervoet ongeveer 60 centimeter voor u neer. Vouw uw handen ineen achter uw rug met gekruiste vingers en de handpalmen naar boven. Buig voorover vanuit het middel en laat uw handen op natuurlijke wijze volgen, totdat uw voorhoofd uw linkerknie raakt of er zo dicht mogelijk bij komt (8). Blijf 30 seconden in deze houding en ontspan de schouders terwijl u zich voorstelt dat u met uw handen de vloer voor u raakt. Keer terug naar de uitgangshouding, ontspan even, wissel van benen en herhaal.

Vooroverbuigen met gevouwen handen in een driehoek (9)

Ga met uw benen zo ver als het gaat uit elkaar staan met uw voeten naar voren gericht. Vouw uw handen ineen achter uw rug met gekruiste vingers en de handpalmen naar boven. Buig voorover vanuit het middel en laat uw armen op natuurlijke wijze volgen, zodat ze zonder te forceren zo ver mogelijk naar voren kunnen zwaaien. U zou nu een rek moeten kunnen voelen, die niet alleen langs de achterkant van uw lichaam, maar vooral ook door uw schouders loopt. Laat uw handen vervolgens los en plaats ze op de vloer voor u, en druk uzelf naar achteren om de rek te versterken.

Plaats ten slotte uw handen op de achterkant van uw kuiten en probeer uw lichaam dichter naar uw benen te trekken. Bewaar uw evenwicht in deze houding terwijl u even ontspant voordat u zich langzaam uitrolt.

Knielende halvemaan

Terwijl u rechtop op de vloer knielt, strekt u uw linkerbeen in een rechte hoek met uw lichaam. Zonder uw bovenlichaam te draaien, tilt u uw rechterarm op en strekt u hem boven en over uw hoofd in de richting van uw linkervoet. Laat uw linkerarm ondertussen over uw bovenbeen naar beneden glijden in de richting van uw voet (10). Houd dit 30 seconden vast en herhaal dan met de andere kant.

12

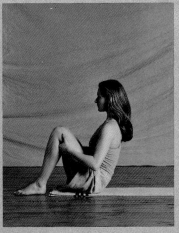
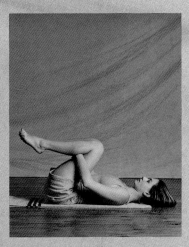

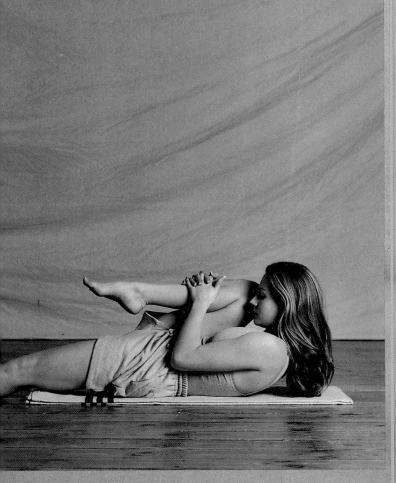

Rekoefening hoofd-naar-knie

Begin met op de vloer te gaan liggen. Terwijl u uw rechterknie met uw handen vasthoudt, trekt u de knie naar uw borst. Til uw hoofd op en probeer uw knie met uw voorhoofd aan te raken. Als u deze rekoefening wilt verzwaren, kunt u proberen om uw knie met uw neus of uw oor aan te raken (11). Ontspan na ongeveer 30 seconden en herhaal met de andere kant.

Rugrol (12)

Dit is een uitstekende manier om uw gehele ruggegraat los te maken. Ga op de vloer liggen met uw benen in de lucht en uw knieën gebogen. Houd de achterkant van uw bovenbenen net achter de knieën zachtjes vast. Ontspan nu en trek uw knieën naar u toe zodat u naar achteren rolt. Als u zonder te forceren zo ver als u kunt naar achteren bent gerold, ademt u uit en rolt u zo ver als u kunt naar voren, terwijl u uw knieën van elkaar laat gaan om in een vlinderhouding (zie blz. 104) te komen en u uw hoofd in de richting van de vloer laat gaan.

Rol ongeveer een minuut op deze manier heen en weer, waarbij u inademt als u naar achteren rolt en uitademt als u naar voren rolt. Als u het rustig doet, zult u

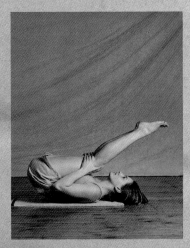

het heel ontspannend vinden. U kunt variëren door uw enkels te kruisen en uw grote tenen vast te houden terwijl u rolt. Dit zal een grotere rek geven en u vooral helpen om uw nek te ontspannen.

13

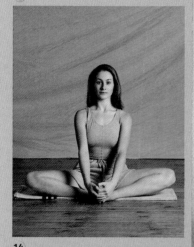

14

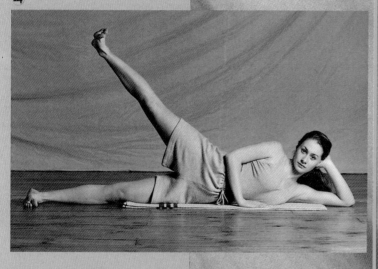

15

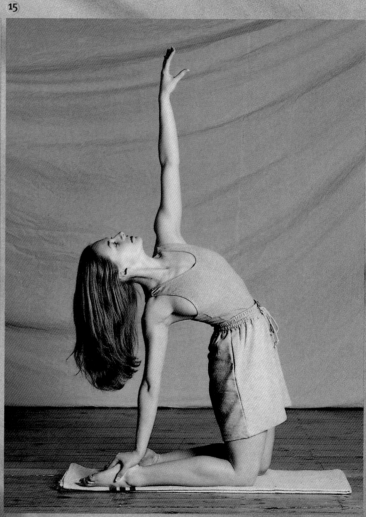

Vlinder

Ga op de vloer zitten met uw knieën gebogen en uw voetzolen tegen elkaar. Houd uw voeten vast met uw handen en trek ze zo dicht als u kunt naar uw kruis zonder uw onderrug te verslappen (13). Het is de bedoeling dat u uw knieën de vloer laat raken, dus druk uw bovenbenen zachtjes naar beneden met uw ellebogen of laat uw knieën licht op en neer veren. Houd dit een tot drie minuten vol en ontspan. Als u genoeg tijd en zin hebt, kunt u enkele variaties toevoegen (zie blz. 70 en 71).

Zijwaarts beenheffen

Ga op uw linkerzij op de vloer liggen. Laat uw hoofd op uw linkerhand rusten en plaats uw rechterhand voor u ter ondersteuning. Terwijl u erop let dat uw lichaam recht is, doet u uw rechterknie op slot en buigt u uw voet. Hef vervolgens uw rechterbeen zo ver mogelijk op (14). Laat het been langzaam zakken en herhaal dit 10 keer. Ontspan en herhaal dit op de andere zij.

Kamelenstrek met draai

Dit is een achterwaartse buigoefening voor gevorderden. Terwijl u op de vloer knielt met uw benen iets meer dan heupwijdte van elkaar, reikt u langzaam naar achteren en legt u uw linkerhand bovenop uw linkervoet, waarbij u uw bekken omhoog houdt en naar voren laat wijzen. Zodra u zich prettig en in evenwicht voelt, brengt u uw rechterhand voorzichtig naar beneden totdat hij op uw rechtervoet ligt. Houd uw billen tegen elkaar gespannen, zodat uw onderrug niet wordt geforceerd. Voor een krachtiger rek duwt u uw heupen naar voren. Zodra deze houding prettig aanvoelt, heft u uw linkerarm recht omhoog in de lucht en draait u uw hoofd om uw hand na te kijken (15). Haal diep adem en houd dit 30 seconden vast voordat u van arm wisselt. Als u tijd hebt voor een variatie, probeer dit dan: leg uw rechterhand bovenop uw linkervoet, terwijl u uw hoofd naar achteren laat vallen. Zodra u zich prettig voelt in deze houding, heft u uw linkerhand op. Kijk naar beneden naar uw voeten, hou vast, ontspan en adem diep.

16

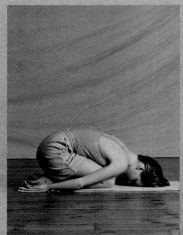

17

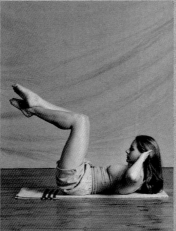

18

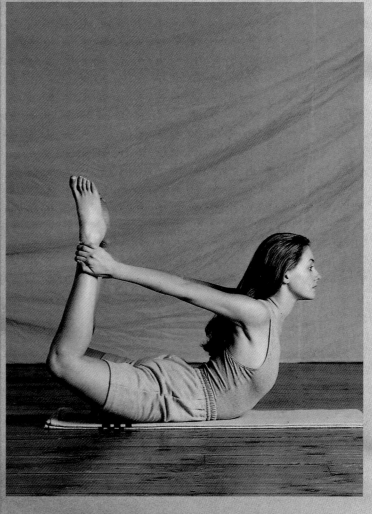

Kinderhouding

Dit is een traditionele yoga-houding, die zowel kalmerend als plezierig is. Terwijl u knielt en uw billen zachtjes op uw voeten laat rusten, buigt u voorover tot uw hoofd licht op de vloer rust. Plaats uw armen naast uw zijden met uw handen naast uw voeten en de handpalmen naar boven (16). Blijf ongeveer een minuut in deze houding – een rustpauze na de inspanningen van laatste paar oefeningen.

Crunchies

Denk er bij de crunches aan dat u uw onderrug op de vloer en uw hals op één lijn met uw ruggegraat houdt.

Ga op de vloer liggen en raak met uw vingers zachtjes het gebied achter uw oren aan. Hef uw benen op, buig uw knieën in een hoek van 90 graden en kruis uw enkels. Breng dan zonder te schokken uw hoofd omhoog en naar uw knieën totdat u een trekking in uw buik voelt (17). Ontspan u, zodat u weer omlaag gaat en herhaal dit 10-20 keer, waarbij u halverwege uw enkels andersom kruist.

Booghouding

Terwijl u op uw buik ligt, reikt u naar achteren en pakt u beide enkels aan de buitenkant vast. Haal diep adem en terwijl u uitademt tilt u tegelijkertijd uw hoofd en bovenlichaam op, zodat uw lichaam zich kromt (18). Bij iedere ademhaling probeert u een beetje hoger te komen, waarbij u zachtjes aan uw voeten trekt om de rek te vergroten. Blijf zonder u al te veel in te spannen geduren-de 20 seconden in deze houding. Ontspan en herhaal dit nog twee keer.

De volgende ontspanningsoefening zal uw ademhaling tot rust brengen en uw geest leeg maken voordat u verder gaat met uw dag. Ga op uw rug op de vloer liggen met uw benen uitgestrekt en uw handpalmen naar boven naast uw zijden. Sluit uw ogen en blijf drie minuten in deze houding.

Op kantoor
oefenprogramma's

Iedereen die regelmatig op een kantoor werkt, kan getuigen van de pijntjes en kwaaltjes die het gevolg zijn van het langdurig achter een bureau zitten, om nog maar te zwijgen van de geestelijke en emotionele stress van werksituaties vol rivaliteit. Maar er zijn gelukkig verschillende manieren om de strijd aan te binden met de lichamelijke ongemakken van het werken op een kantoor, waar de wandeling naar de archiefkast en terug normaal gesproken uw enige lichaamsbeweging is.

Er zijn enkele onopvallende, maar uiterst effectieve rekoefeningen die u overal en te allen tijde kunt doen, zonder dat uw collega's denken dat u gek bent geworden. Sommige rekoefeningen kunt u zittend op uw stoel doen, terwijl andere, zoals de Kantoorhurkhouding of de Teenstand op blz. 108, gedaan kunnen worden terwijl u naar papieren zoekt in het archief of naar boeken op een plank. Als u veel typt, kunt u ook enige verlichting voor uw handen vinden in de handmassages die op blz. 48 worden aangeraden.

Zelfs als u sommige van deze oefeningen niet iedere dag kunt doen, kunt u een groot aantal van de overbekende ongemakken van het kantoorleven helpen voorkomen door te onthouden dat u altijd rechtop in uw stoel zit en ieder half uur een beetje rondloopt. Het belangrijkste is dat u in gedachten houdt dat lichaamsbeweging net zozeer een onderdeel is van uw dagelijkse leven als uw werk, en als u zich fit en ontspannen voelt, zult u beter werk afleveren.

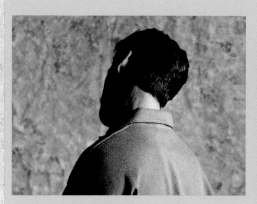

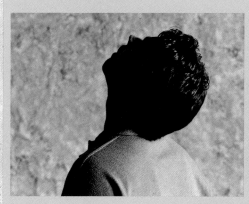

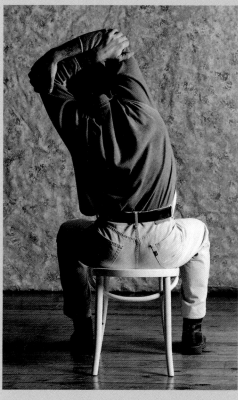

Hoofdkruis

Uw nek heeft veel te lijden van de dagelijkse spanningen en het is belangrijk dat u de tijd neemt om uw nek te ontspannen. Zoals zo vaak is een van de doeltreffendste manieren ook de eenvoudigste. Terwijl u gemakkelijk zit, laat u uw hoofd voorover vallen, waarbij u uw kin naar uw borst brengt. Haal diep adem en voel uw nek en rug ontspannen. Til uw hoofd langzaam op en laat het dan zijwaarts vallen, zodat uw rechteroor bij uw rechterschouder komt, maar let er op dat u uw schouder niet optilt (1). Haal weer diep adem voordat u uw hoofd weer rechtop brengt (2) en het naar uw linkerschouder laat vallen.

Zijwaartse buiging met elleboog-omhelzing

Terwijl u rechtop en ontspannen op een stoel zit met beide voeten plat op de vloer, heft u beide armen boven uw hoofd en pakt u de ellebogen met tegenovergestelde handen vast. Trek uw bovenarmen zo ver mogelijk achter uw oren. Terwijl u de ellebogen omhoog en naar achteren houdt, buigt u uw bovenlichaam langzaam naar links. Ontspan en adem in. Houd dit ongeveer 10 seconden vast en herhaal dan met de andere kant. Probeer deze rekoefening ten minste drie keer aan beide kanten te doen.

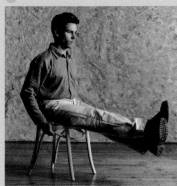

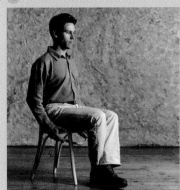

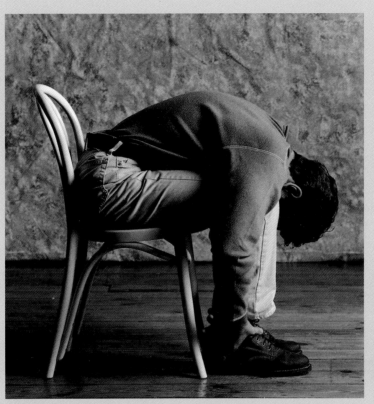

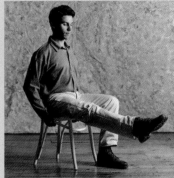

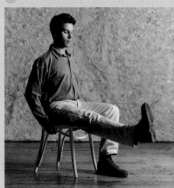

Enkeldraai

Terwijl u gemakkelijk in een stoel zit, strekt u uw benen voor u uit. Kruis uw rechterbeen over uw linkerbeen bij uw enkels (1), druk de ene enkel tegen de andere, houd vijf seconden vast en laat dan vijf seconden los. Herhaal dit tien keer en wissel de enkels, zodat de linkerenkel boven de rechter is. U kunt deze oefening ook met uw voeten op de vloer doen (2). Streef ernaar de tijd van het drukken te verlengen tot ongeveer 30 seconden.

Voorwaartse buiging op stoel

Terwijl u gemakkelijk op een stoel zit met uw voeten plat op de vloer, buigt u voorover en houdt u uw enkels vast, en ontspant u bewust uw nek en schouders.

Voetbuiging

Terwijl u gemakkelijk op een stoel zit met uw voeten plat op de vloer, tilt u uw rechterbeen op en strekt u het recht voor u uit (1) en buigt u uw voet 10 keer op en neer (2), voordat u het been langzaam laat zakken en overgaat op het linkerbeen.

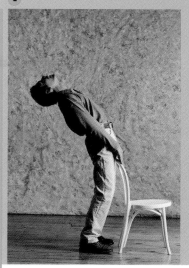

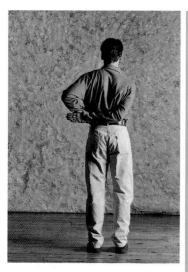

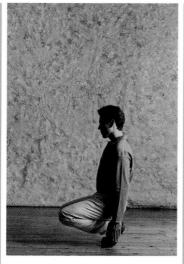

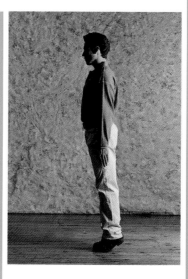

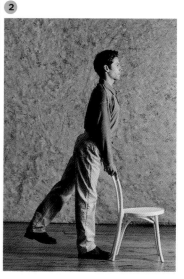

Handboei

Reik achter uw rug en pak uw rechterpols vast met uw linkerhand. Trek uw pols naar links terwijl u uw lichaam rechtop en stil houdt. Houd 15 seconden vast en herhaal dan met de andere kant.

Kantoorhurkhouding

Dit is zowel een evenwichts- als een rekoefening, waarmee u aan uw hele been van uw enkel tot uw bovenbeen werkt. Buig door uw knieën terwijl u op uw tenen balanceert en houd uw knieën bij elkaar. Probeer uw bovenbenen parallel aan de vloer te houden. Balanceer 30 seconden en ga dan langzaam rechtop staan. Als het nodig mocht zijn, kunt u tegen een muur of een meubelstuk leunen.

Teenstand

Vanuit een hurkende houding, waarbij u op uw tenen balanceert, gaat u rechtop staan terwijl u de hele tijd op uw tenen blijft balanceren. Het klinkt eenvoudig, maar deze oefening vraagt in feite een verrassende hoeveelheid kracht en evenwichtsgevoel.

Stoelaerobics

Ga achter een stoel staan met uw voeten op heupwijdte van elkaar. Terwijl u de rugleuning van de stoel licht vasthoudt om in evenwicht te blijven, buigt u uw knieën licht en laat u uw bekken naar voren kantelen, waarbij u uw onderrug licht kromt (1). Ga rechtop staan en herhaal dit vijf keer.

Terwijl u uw linkerbeen recht houdt, tilt u het op naar links met uw voet naar voren gericht. Herhaal dit vijf keer voordat u uw been naar achteren omhoog brengt, waarbij u het ook weer recht houdt (2). Herhaal dit vijf keer in deze richting, voordat u overgaat op het rechterbeen.

①

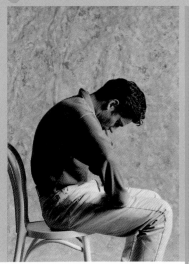 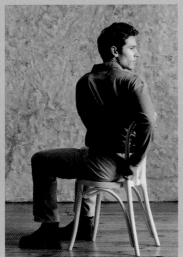 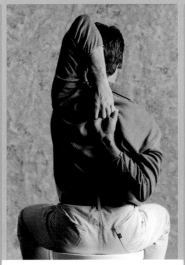 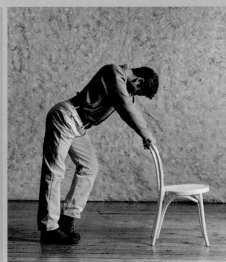

②

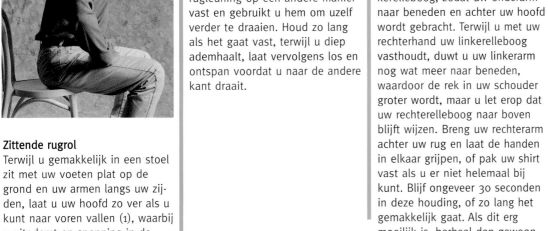

Zittende rugrol

Terwijl u gemakkelijk in een stoel zit met uw voeten plat op de grond en uw armen langs uw zijden, laat u uw hoofd zo ver als u kunt naar voren vallen (1), waarbij u uitademt en spanning in de lengterichting van uw rug laat wegvloeien. Daarna gaat u zo veel mogelijk rechtop zitten terwijl u inademt (2). Herhaal dit tien keer.

Stoeldraai

Terwijl u op een stoel zit met uw voeten plat op de vloer, draait u naar rechts om achter u te kijken. U kunt uzelf steunen door de linkerkant van de stoelleuning in de holte van uw rechterelleboog te nestelen als dat mogelijk is, maar als u er niet bij kunt, houdt u de rugleuning op een andere manier vast en gebruikt u hem om uzelf verder te draaien. Houd zo lang als het gaat vast, terwijl u diep ademhaalt, laat vervolgens los en ontspan voordat u naar de andere kant draait.

Schouderrek

Terwijl u gemakkelijk op de stoel zit met uw voeten plat op de vloer, heft u uw linkerarm boven uw hoofd, waarbij u uw rechterarm kan gebruiken om hem voorzichtig wat hoger op te trekken, zodat de linkerkant van uw lichaam wordt gerekt. Buig uw linkerelleboog, zodat uw onderarm naar beneden en achter uw hoofd wordt gebracht. Terwijl u met uw rechterhand uw linkerelleboog vasthoudt, duwt u uw linkerarm nog wat meer naar beneden, waardoor de rek in uw schouder groter wordt, maar u let erop dat uw rechterelleboog naar boven blijft wijzen. Breng uw rechterarm achter uw rug en laat de handen in elkaar grijpen, of pak uw shirt vast als u er niet helemaal bij kunt. Blijf ongeveer 30 seconden in deze houding, of zo lang het gemakkelijk gaat. Als dit erg moeilijk is, herhaal dan gewoon de eerste fase. Wissel van armen en herhaal.

Mimespelerpas

Ga op ongeveer 30 centimeter van uw stoel staan en buig voorover om uw handen stevig op de zitting te leggen. Of ga achter uw stoel staan en plaats uw handen op de rugleuning als dat gemakkelijker is voor uw lengte. Buig uw linkerknie en de tenen van uw linkervoet, terwijl u uw rechterheup uitsteekt naar de zijkant. Verplaats vervolgens langzaam uw gewicht naar rechts tot de tenen van uw rechtervoet en uw rechterknie gebogen zijn en uw linkerbeen recht is. Dit doet denken aan de manier waarop een mimespeler doet alsof hij loopt. Herhaal dit 15 keer. U zou beweging in uw benen en heupen en ontspanning van uw onderrug moeten voelen.

Duo's

Werken met iemand anders, zoals uw partner of uw kind, voegt een nieuwe dimensie toe aan de lichte rekoefeningen. Het stimuleert het verantwoordelijkheidsgevoel en het inspireert u tot meer vertrouwen in uzelf en in uw partner. U leert samen te werken en de gevoelens van welzijn te delen. Het belangrijkste is dat samenwerken, met het contact en de kameraadschap die erbij horen, uiterst plezierig is.

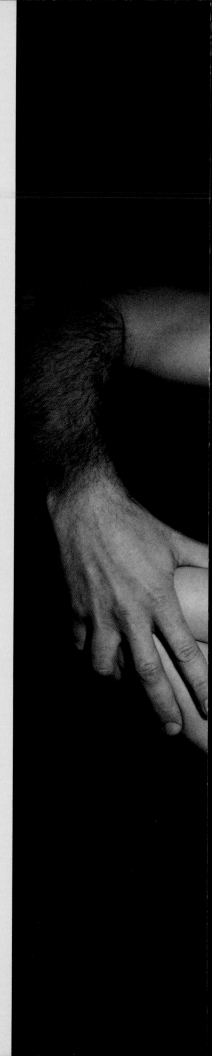

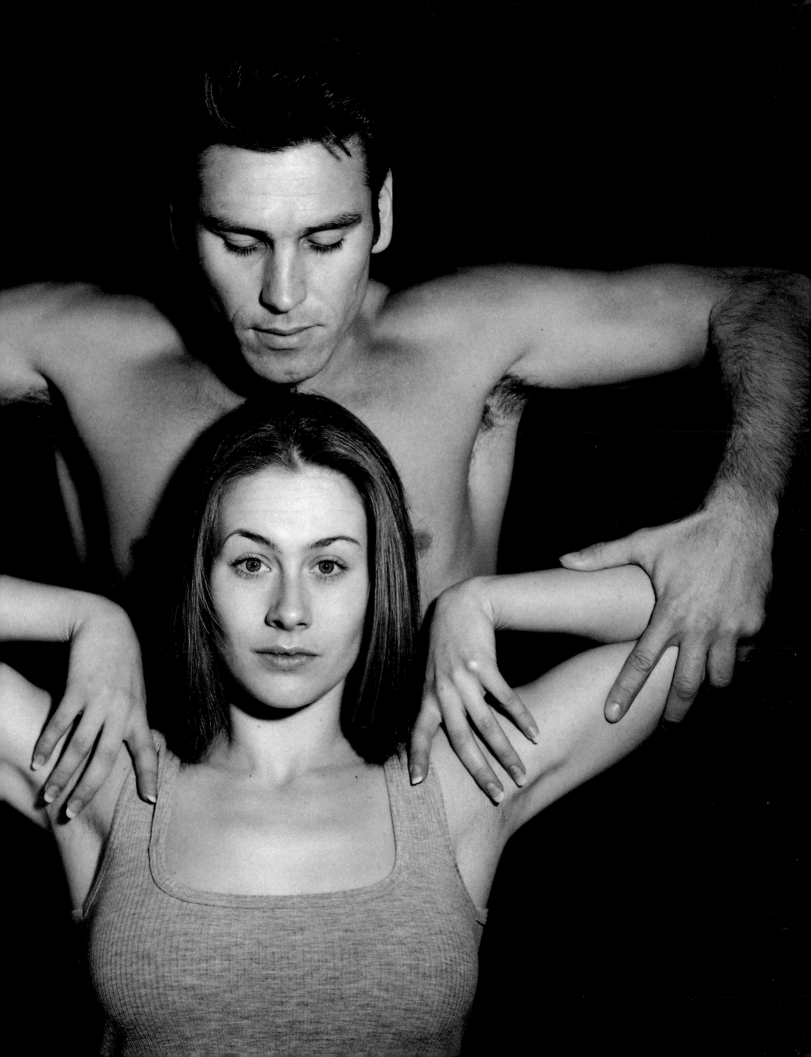

Duo's
algemeen advies

Werken met iemand anders – uw kind of uw partner – voegt een nieuwe dimensie toe aan de oefeningen. Aanvankelijk kunt u zich wat ongemakkelijk voelen, omdat samenwerking vertrouwen vereist op veel verschillende niveaus.

Op de eerste plaats moeten we accepteren hoe we onszelf zien. Omdat ons is wijs gemaakt dat er een perfect lichaam bestaat, dat voor slechts enkele gelukkigen is weggelegd, kunnen we heel gemakkelijk een negatief zelfbeeld ontwikkelen. Wanneer u oefeningen doet, is uw aandacht – en die van uw partner – op uw lichaam gericht en kunt u zich overgeleverd en kwetsbaar voelen. Dit is gedeeltelijk de reden waarom veel mensen het moeilijk vinden om oefeningen te doen waar anderen bij zijn.

Een andere reden is dat er ondanks onze beste bedoelingen een wedstrijdelement in het spel kan komen. U kunt gemakkelijk vergelijken – 'de ander kan hoger reiken en de houding langer aanhouden.' Daardoor kunnen we ons ook minder zeker gaan voelen.

En tenslotte komt bij samenwerken afhankelijkheid om de hoek kijken. U moet erop vertrouwen dat uw partner u geen pijn zal doen, en uw partner moet hetzelfde vertrouwen in u hebben.

Vertrouwen is de oplossing voor al deze angsten. U moet erop vertrouwen dat uw partner geen oordeel over u velt, en dat u de belangen van de ander op de eerste plaats kan stellen. Daarnaast moet u communiceren, reageren op elkaars lichamen en stemmingen.

De voordelen van samenwerken zijn zeer de moeite waard. Omdat het lichaam zo nauw verbonden is met de gemoedstoestand, zal het vertrouwen dat u in een partner moet hebben om samen te kunnen werken ook uw emotionele relatie met die persoon versterken.

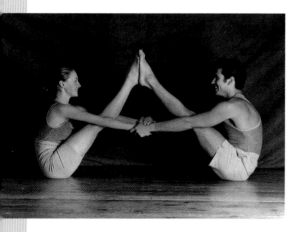

Ophaalbrug, blz. 115

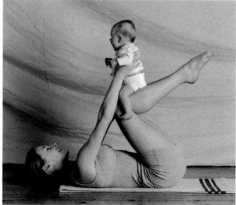

Onderbeen wiegen, blz. 122

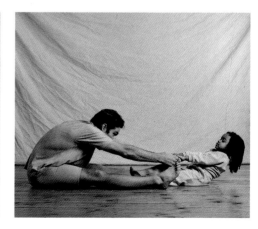

Schommel, blz. 125

De oefeningen hierna vereisen over het algemeen lichamelijk contact, maar dat is niet de enige manier om samen te werken. Probeer samen een oefenprogramma af te maken zonder lichamelijk contact en elkaar alleen maar gezelschap te houden. U kunt de rekoefeningen om de beurt doen, waarbij uw partner u aanmoedigt en controleert of u de oefening correct uitvoert, waarna u de rollen omdraait. Het is nuttig om iemand te hebben, die u op dingen wijst die u zelf nooit zou kunnen ontdekken, zelfs als u met een spiegel werkt.

1 Neem zoals altijd de tijd voor een warming-up. U moet allebei uw eigen warming-up samenstellen – hoewel het misschien beter is om suggesties te doen als u met uw kind werkt.

2 Begin rustig. Doe eerst eenvoudige rekoefeningen en eis niet te veel van uw partner – of laat niet toe dat er meer van u wordt geëist dan voor uw gevoel prettig is.

3 Zorg ervoor dat u allebei vertrouwd bent met de oefeningen, zodat u begrijpt wat u gaat doen voordat u begint.

4 Onthoud altijd dat u geen wedstrijd doet. Uiteindelijk kan alleen u bepalen hoe ver u kunt gaan met iedere rekoefening.

5 Luister naar uw lichaam – en dat van uw partner. Let even goed op uw partners stemmingen en lichaam als op die van uzelf.

Met uw partner
duo's

Naarmate uw kennis en lenigheid zich ontwikkelen, is het heel bevredigend om de lichaamsoefeningen samen met een partner te doen. Veel oosterse ontspanningstechnieken, zoals t'ai tsji, vereisen een partner. Niet alleen omdat het werken met een ander een van de beste manieren is om onze kracht en lenigheid te testen, maar ook omdat het rustig bewegen en de lichamelijke afstemming op elkaar, die nodig zijn om een gezamenlijk doel te bereiken, de eb en vloed van intermenselijke relaties weerspiegelen.

Bij het doen van de oefeningen is het heel belangrijk om te ontspannen en er plezier in te hebben. De meeste rekoefeningen vereisen niet meer dan het rustig verplaatsen van het lichaamsgewicht en de beweging is vaak zeer subtiel. Door diep adem te halen, uw partner te vertrouwen en volledig te ontspannen, zult u uw lichamen op elkaar kunnen afstemmen en zal het gemakkelijker worden om de behoeften van elkaar in te schatten. Soms zal de gezichtsuitdrukking van uw partner u al voldoende zeggen. En als u wilt lachen, ga uw gang – het zal u helpen bij het laten wegvloeien van ongewenste spanning.

Bedenk bovenal dat ieder lichaam uniek is en dat alleen u weet wat goed aanvoelt en wat pijn doet. Door er altijd aan te denken om met uw partner te communiceren, zult u merken dat u verder kunt rekken, moeilijkere rekoefeningen kunt doen en tegelijkertijd plezier kunt hebben.

Schouderval

Dit is eerder een massagetechniek dan een rekoefening en zeer doeltreffend voor het laten wegvloeien van veel verborgen spanning die we vasthouden in het gebied van de nek en de schouders.

Ga achter uw partner staan, die volledig moet ontspannen als een lappenpop (1), en het er mee eens moet zijn dat u al het werk doet. Pak de bovenarmen van uw partner zachtjes vast en til ze op zodat de schouders omhoog gaan naar de oren (2). Als ze niet hoger kunnen, laat u de schouders vallen. U bent de enige die tilt – u zult kunnen voelen of uw partner volledig ontspannen is. Herhaal dit vijf keer voordat u de rollen omdraait.

1

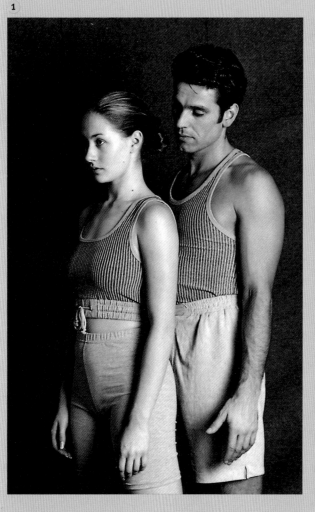

2

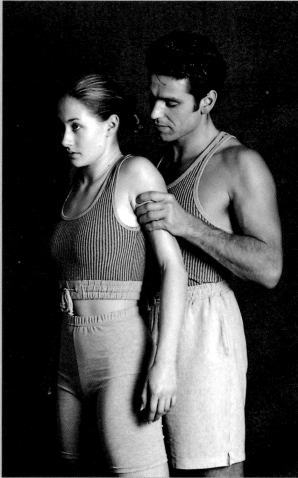

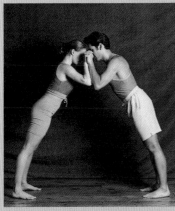 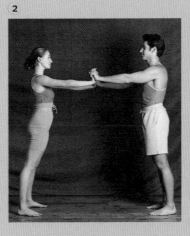 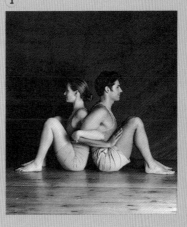 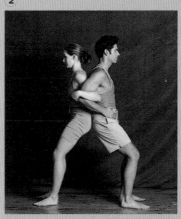

Staand opdrukken

Dit gaat precies zoals het klinkt. Ga tegenover elkaar staan met de handpalmen tegen elkaar, uw vingers gekruist op schouderhoogte en met gebogen ellebogen (1).

Druk elkaar weg door uw armen te strekken (2) en keer dan weer terug naar het midden. Herhaal dit 20 keer.

Hangbrug

Deze oefening is ontzettend leuk – u moet niet gek opkijken als u in het begin in lachen uitbarst. Terwijl u met de ruggen tegen elkaar op de vloer zit met uw knieën gebogen voor u, haakt u de armen in elkaar bij de ellebo-

gen (1). Adem diep in en terwijl u uitademt drukt u tegen de vloer en tegen elkaar om uzelf tot een staande houding te brengen (2). Boven aangekomen rust u uit voordat u de druk weer gebruikt om terug te keren naar een zittende houding. Herhaal dit vijf keer.

Ophaalbrug

Begin met op de vloer te gaan zitten tegenover uw partner met uw benen gestrekt voor u, uw knieën licht gebogen en de voetzolen tegen elkaar. Reik naar voren en pak de polsen van uw partner vast. Met uw hoofd omhoog en rechte rug drukt u tegen een van de voeten van uw partner. Terwijl u samenwerkt brengt u die voet hoog in de lucht door allebei het been te strekken en de voetzolen tegen elkaar te houden. Laat de polsen van uw partner niet los, want anders zult u naar achteren tuimelen. Blijf 10 seconden in deze houding, zet de voet weer op de vloer en herhaal met de andere kant.

Ten slotte drukt u tegen beide voeten en heft u tegelijk beide benen op. U zult zo een vorm maken die aan een geopende ophaalbrug doet denken. Denk eraan dat u blijft tillen met uw onderrug en niet los laat totdat u uw voeten weer op de vloer hebt gezet. Houd dit een minuut vol, indien mogelijk.

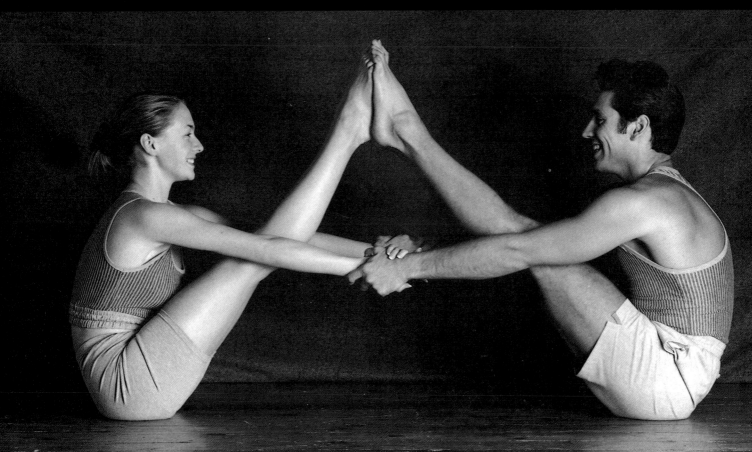

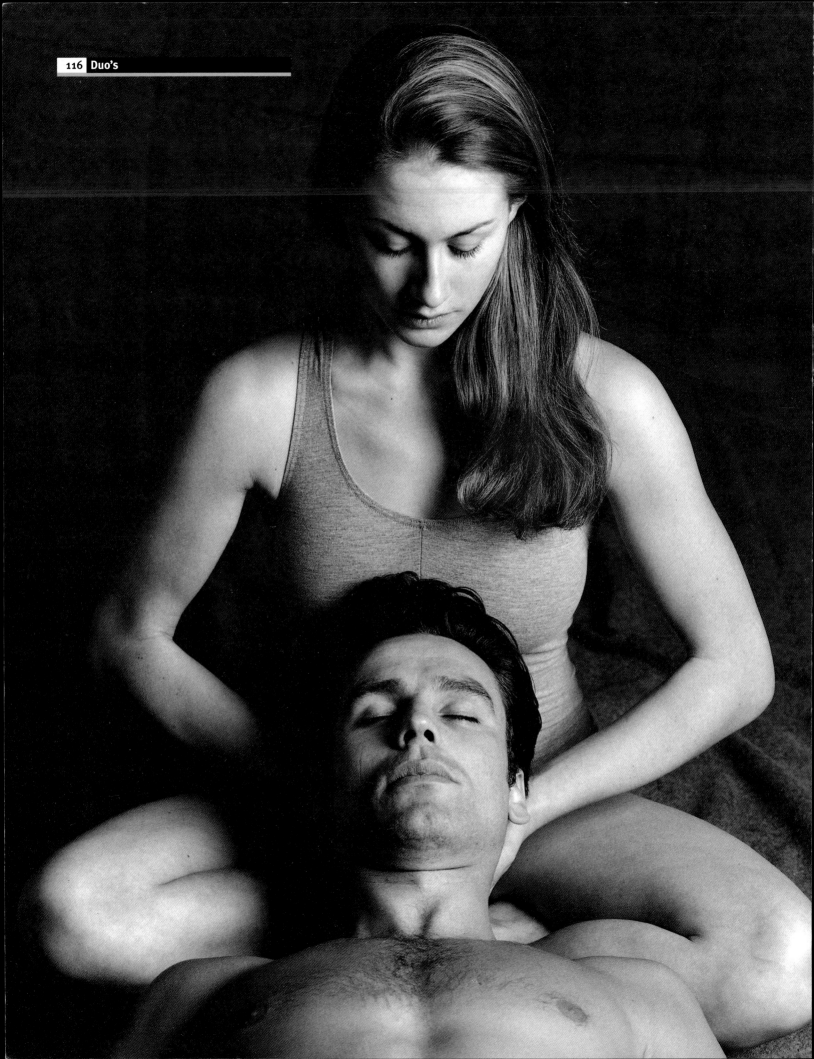

Hoofd vasthouden voor twee

Bepaal wie er getrokken gaat worden en wie er gaat trekken. De getrokkene: ga op uw rug op de vloer liggen met gebogen knieën die naar het plafond wijzen en laat uw handen licht op uw heupen rusten. Sluit uw ogen en ontspan volledig. De trekker: zit of kniel op de vloer net achter het hoofd van uw partner. Laat uw handen onder het hoofd rusten, neem langzaam het gewicht van het hoofd in uw handen en til het een paar centimeter van de vloer (zie de foto op de bladzijde hiernaast). Uw partner moet u het hele gewicht van het hoofd geven. Van hieruit kunt u een aantal dingen doen. U kunt het hoofd voorzichtig wegtrekken van de schouders: terwijl u het hoofd stevig in uw rechterhand houdt, strijkt u met uw linkerhand over de nek van uw partner en trekt u tegelijkertijd zachtjes aan het hoofd waardoor u de nek langer voelt worden. Als uw linkerhand en rechterhand bij elkaar komen, brengt u het hoofd in de linkerhand en herhaalt u de oefening. Daarna houdt u het hoofd in beide handen en tilt u het op totdat de kin op de borst van uw partner rust. Houd dit een paar seconden vast, en keer dan terug naar de uitgangshouding. Ten slotte draait u het hoofd een paar keer voorzichtig van links naar rechts voordat u het weer langzaam op de vloer laat zakken. Ontspan en keer de rollen om.

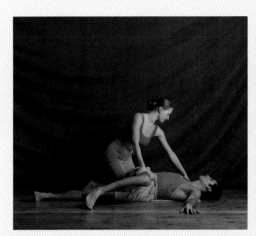 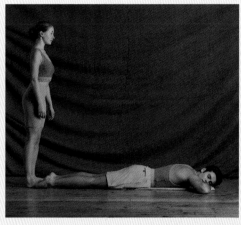

Liggende draai met partner

Terwijl u op uw rug op de vloer ligt, tilt u uw rechterbeen op en over uw lichaam heen. Buig uw knie en zet uw been aan uw linkerkant op de grond, waarbij u erop let dat u uw schouders plat op de vloer houdt. Ontspan volledig en laat nu uw partner het werk doen.

De partner: kniel op heuphoogte aan de rechterkant van uw partner. Leg uw linkerhand op de rechterschouder van uw partner en uw rechterhand op de rechterknie. Druk de knie en de schouder naar de vloer, terwijl u zorgvuldig luistert naar het lichaam van u partner en niet te hard drukt. Ontspan en doe de andere kant voordat u de rollen omkeert.

Voet-tegen-voet massage

Ga op uw buik op de vloer liggen met uw armen langs uw zijden. Ontspan en haal diep adem.

Partner: ga direct achter uw partners voeten staan. Laat nu de bal van uw rechtervoet zachtjes in de holte van de rechtervoet van uw partner rusten. Laat vervolgens de bal van uw linkervoet in de holte van de linkervoet van uw partner rusten. Uw hielen dienen stevig op de vloer te blijven staan, zodat de voeten van uw partner niet uw hele gewicht dragen. Zwaai naar voren, naar achteren en zijwaarts, waardoor de voeten van uw partner door de bal van uw voeten gemasseerd worden.

Voetdruk

Ga op de vloer tegenover elkaar zitten met uw benen gestrekt en licht gespreid voor u. Zet uw voeten tussen die van uw partner en probeer de benen van uw partner opzij te duwen, terwijl uw partner weerstand biedt. Houd dit ongeveer 30 seconden vol, waarna uw partner kan proberen om uw benen tegen elkaar te duwen terwijl u weerstand biedt. Houd dit weer ongeveer 30 seconden vol, voordat u de rollen omdraait.

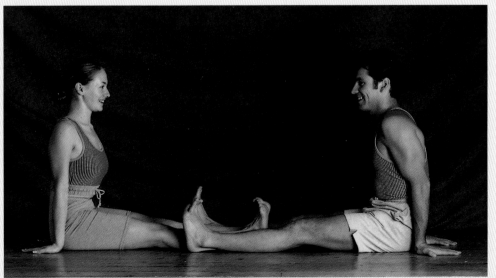

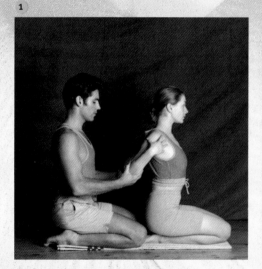

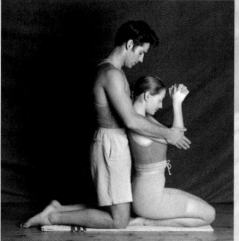

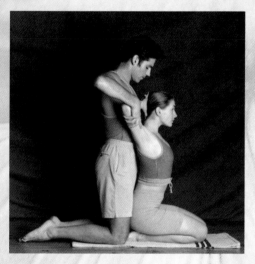

Achterwaarts schoudertrekken

Kniel rechtop achter uw zittende partner, die de handen op de schouders legt. Uw partner moet volledig ontspannen en het er mee eens zijn dat u al het werk doet.

Reik naar voren en pak de ellebogen van uw partner zachtjes vast. Trek ze naar achteren en druk ze zachtjes naar elkaar toe totdat ze elkaar raken (1). Moedig uw partner aan om te ontspannen en van de rekoefening te genieten, terwijl u afwisselend harder en zachter aan de ellebogen trekt. Om de spieren te ontspannen nadat de rekoefening is afgelopen, trekt u de ellebogen van uw partner zachtjes naar voren (2). Rust en keer de rollen om.

Elleboog trekken met partner

Dit is een krachtige rekoefening voor uw schouders en bovenrug. Bepaal weer wie er trekt en aan wie er getrokken wordt.

De getrokkene: ga met uw benen gekruist op de vloer zitten en plaats uw handen licht bovenop uw hoofd.

De trekker: kniel rechtop achter uw partner. Pak de ellebogen van uw partner stevig vast met uw handen en trek ze zachtjes naar achteren en vouw ze om uw torso. Houd dit zo lang het prettig is vast.

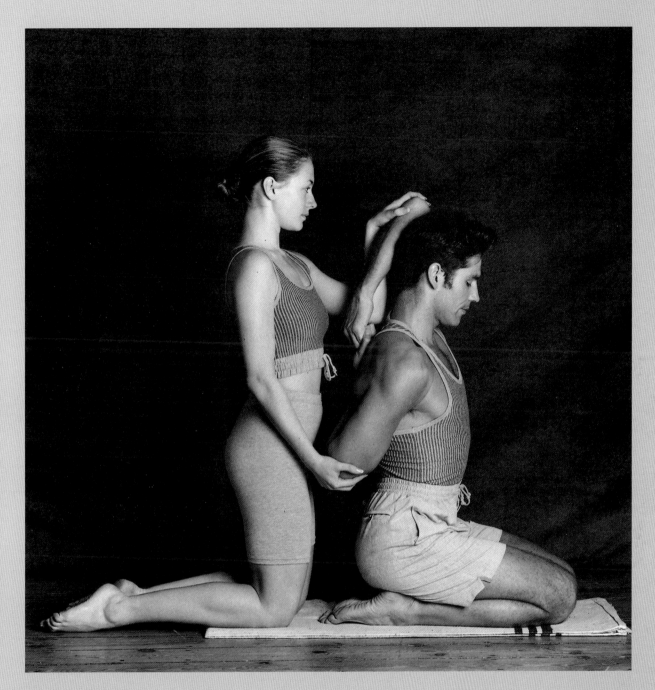

Schouderrek met partner

De getrokkene: kniel op de vloer en breng uw linkerarm boven uw hoofd, waarbij u eventueel de rechterarm gebruikt om hem voorzichtig wat hoger op te trekken, zodat de linkerkant van uw lichaam wordt uitgerekt. Buig uw linkerelleboog, zodat uw onderarm achter uw hoofd omlaag wordt gebracht, en, terwijl u uw linkerelleboog vasthoudt met uw rechterhand, duwt u uw linkerarm een beetje lager, waardoor de rek in uw schouder groter wordt, maar let erop dat uw linkerelleboog omhoog wijst. Breng uw rechterarm naar achteren en omhoog en probeer uw handen ineen te laten grijpen. Als uw handen het niet halen, houdt u uw shirt vast. Denk eraan dat u uw rug recht houdt.

De trekker: kniel rechtop achter uw partner, pak met uw linkerhand de opgeheven elleboog vast. Laat uw elleboog op de rug en bij de schouder van uw partner rusten om uw arm als hefboom te kunnen gebruiken. Pak tegelijkertijd met uw rechterhand de onderste elleboog vast. Trek de bovenste elleboog van uw partner zachtjes naar achteren en naar beneden, terwijl u de onderste elleboog naar achteren en omhoog trekt. Houd 20 seconden vast en luister zorgvuldig naar het lichaam van uw partner. Laat de ellebogen los, ontspan beiden en herhaal dan terwijl uw partner de armen verwisselt. Na weer ontspannen te hebben, draait u de rollen om.

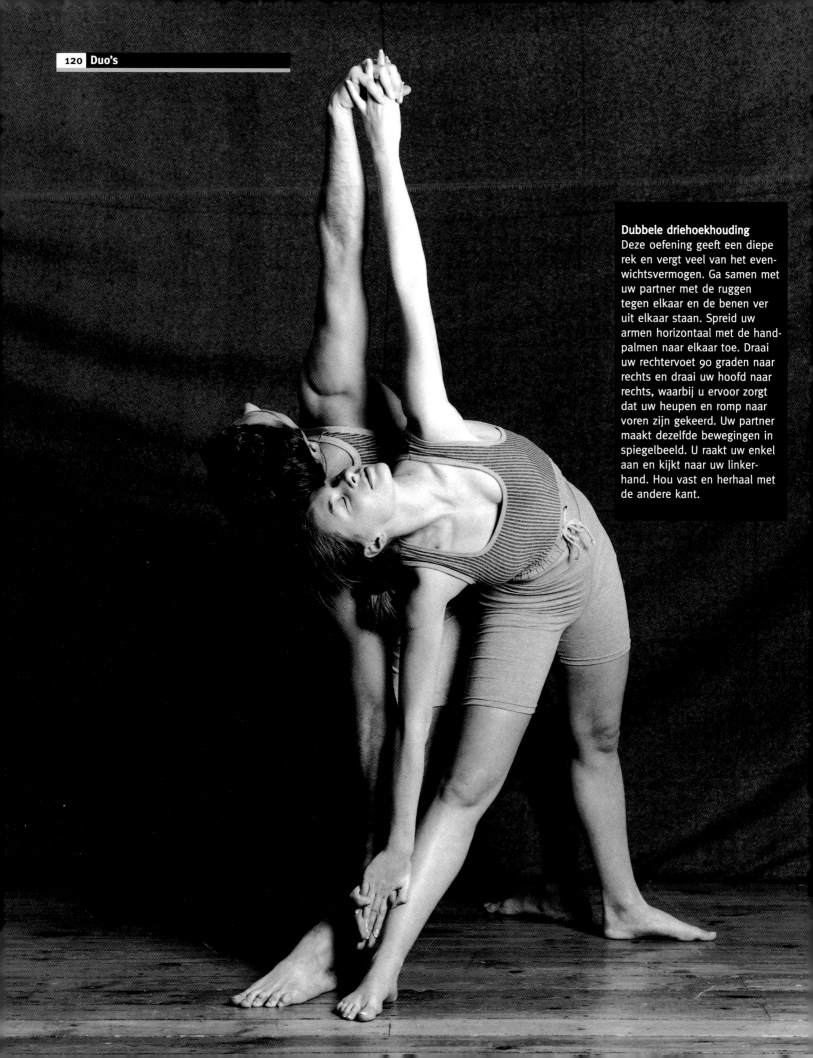

Dubbele driehoekhouding

Deze oefening geeft een diepe rek en vergt veel van het evenwichtsvermogen. Ga samen met uw partner met de ruggen tegen elkaar en de benen ver uit elkaar staan. Spreid uw armen horizontaal met de handpalmen naar elkaar toe. Draai uw rechtervoet 90 graden naar rechts en draai uw hoofd naar rechts, waarbij u ervoor zorgt dat uw heupen en romp naar voren zijn gekeerd. Uw partner maakt dezelfde bewegingen in spiegelbeeld. U raakt uw enkel aan en kijkt naar uw linkerhand. Hou vast en herhaal met de andere kant.

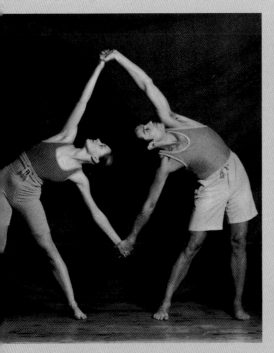
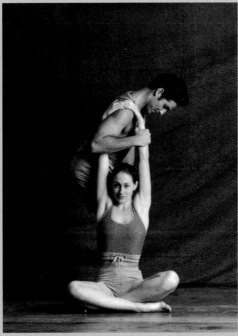
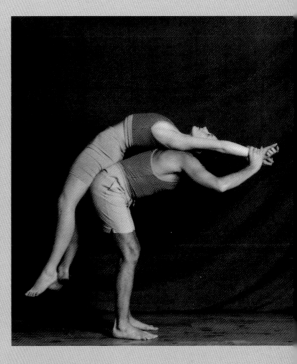

Halvemaan met twee personen

Ga naast uw partner staan en kijk beiden naar voren. U dient ongeveer 30 centimeter van elkaar af te staan, maar deze afstand zal in feite afhankelijk zijn van hoe gemakkelijk u en uw partner deze oefening vinden. U zult zich aan elkaar moeten aanpassen. Pak de hand van uw partner die het dichtst bij is en terwijl u recht overeind staat met uw voeten op ongeveer heupwijdte van elkaar, tilt u uw buitenste arm op en strekt u hem over uw hoofd totdat u de andere hand van uw partner kunt vastpakken.

Zonder het bovenlichaam te draaien, duwt u uw heupen weg van uw partner, terwijl u uw voeten plat op de vloer houdt. U maakt nu beiden de vorm van een halvemaan. Houd dit 30 seconden vast. Om de rek te versterken draait u uw hoofd in de richting van uw opgeheven handen. Ga rechtop staan, laat de handen los en herhaal met de andere kant.

Schoudertillen met de partner

Dit is een zeer dynamische oefening voor beide partners. De partner die omhoog wordt getrokken, zal een zeer bevredigende rek voelen in de armen, schouders en rug, terwijl degene die tilt aan de spieren in de zij en de benen zal werken.

De getrokkene: ga op de vloer zitten met gekruiste benen en vouw uw handen ineen boven uw hoofd met de ellebogen recht, maar niet op slot. Ontspan en geniet.

De trekker: ga in een rechte hoek met de rug van uw partner achter uw partner staan met een gebogen rechterknie die tegen de rug van uw partner steunt. Breng uw rechterschouder langzaam onder de handen van uw partner en houd een arm vast. Verplaats uw gewicht voorzichtig naar uw linkerbeen, waardoor u de armen van uw partner optrekt. Houd dit 20 seconden vast, ontspan en herhaal met de andere kant.

Kolenmannengreep

Dit is een fantastische manier om je onderrug te rekken en los te maken. Deze oefening kan het beste worden gedaan met een partner van gelijke grootte, maar als u voorzichtig bent, kunt u het met iedereen proberen. Ga eerst met de ruggen tegen elkaar staan en bepaal wie er het eerst gaat tillen. Hef uw armen in de lucht.

De optiller: pak uw partner vast bij de polsen. Terwijl u de knieën buigt zodat de billen van uw partner op uw onderrug rusten, buigt u langzaam voorover totdat de voeten van uw partner van de vloer zijn. Het is heel belangrijk dat u uw knieën de gehele tijd gebogen houdt. U kunt zachtjes zijwaarts wiegen om de rek te vergroten. Als u klaar bent, laat u uw partner langzaam op de vloer zakken alvorens los te laten.

De opgetilde: laat uw partner u van de vloer tillen, probeer volledig te ontspannen en concentreer u op uw hoofd, nek en onderrug. Haal diep adem en heb vertrouwen in uw partner. Rust even uit voordat u de rollen omdraait.

Met uw baby
duo's

Jonge baby's vragen veel tijd en aandacht en het kan moeilijk zijn om een rustig moment voor uzelf te vinden. Maar zelfs de jongste baby's kunnen samen met u oefeningen doen – op hun eigen manier. Ze kunnen gewoon in uw armen liggen slapen, terwijl u hun lieflijke gewicht en aanwezigheid gebruikt om uw rekoefeningen te verzwaren. Of u kunt ze dichtbij u neerzetten en met hen communiceren terwijl u oefent. Stelt u zich daarbij voor dat u de baby tussen uw armen legt als u de Kattenrug (zie blz. 55) of soortgelijke rekoefeningen doet, of de baby op uw schoot houdt wanneer u andere houdingen probeert waarbij u rechtop kan blijven zitten. Denk eraan dat u uw baby stevig vasthoudt, zodat hij zich veilig voelt, en dat u het hoofd goed ondersteunt. Probeer uw bewegingen soepel en rustig te houden, dat zal de baby kalmeren. En let net zo zorgvuldig op de stemming van uw baby als u bij een willekeurige andere partner zou doen – als de baby verdrietig is, leidt dat u misschien te veel af en kunt u beter even wat anders doen. Hetzelfde geldt als u gespannen bent of de oefeningen moeilijk vindt. Uw baby zal dat voelen. Maar als u er allebei plezier in hebt, ontspan u dan en geniet.

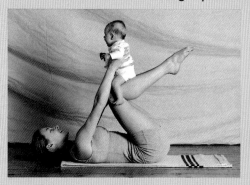 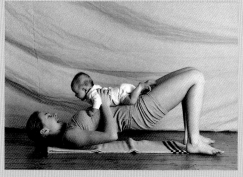 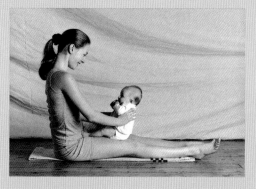

Wiegen met de onderbenen
Ga op uw rug op de vloer liggen met uw benen in de lucht en gebogen knieën zodat uw onderbenen parallel aan de vloer zijn. Terwijl u uw knieën bij elkaar houdt, balanceert u uw baby op uw onderbenen. Terwijl u uw baby stevig vasthoudt, beweegt u uw onderbenen van 45 graden naar 90 graden en weer terug. Wieg uw baby op deze manier 10 keer op en neer voordat u ontspant.

U kunt deze oefening versterken door uw buikspieren gespannen te houden tijdens de oefening.

Baby op de brug
Begin met op uw rug op de vloer te gaan liggen met uw knieën gebogen en uw voeten op heupwijdte van elkaar. Leg uw baby op uw borst en houd haar licht vast. Til uw bekken op en probeer hem zo hoog mogelijk in de lucht te krijgen. Blijf ongeveer 15 seconden in deze positie en kom weer langzaam naar beneden, waarbij u de ene ruggewervel na de andere op de vloer legt, te beginnen met de bovenkant van uw ruggegraat. Haal diep adem en ontspan. Herhaal dit vijf keer.

Heupwiegen
Dit is ook weer een oefening die u met of zonder uw baby kunt doen, maar hij is veel leuker als uw baby met u meerijdt.

Terwijl u gemakkelijk op de vloer zit met uw benen gestrekt voor u, uw enkels bij elkaar en uw voeten gebogen, houdt u uw baby rechtop op uw schoot. Vervolgens beweegt u zichzelf voort door steeds een bil op te tillen en te verplaatsen, waarbij u uw rug recht en uw buik in houdt. Heupwieg ongeveer 10 keer naar voren en vervolgens 10 keer terug naar achteren.

1 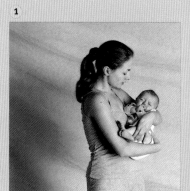 **2**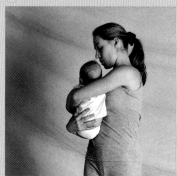

Staande draai
Dit is een populaire rekoefening, waarmee u aan uw rug werkt en die uw baby zal amuseren. Ga op de vloer staan met uw baby in uw armen en uw voeten op heupwijdte van elkaar. Terwijl u de gehele tijd uw rug recht houdt en uw heupen naar voren laat wijzen, zwaait u met uw baby naar links, totdat u een draai in uw rug voelt (1). Wanneer u niet meer verder kunt, keert u terug naar de uitgangshouding en herhaalt u de zwaaiende beweging naar de rechterkant (2). Herhaal deze links-rechtsbeweging 10 keer.

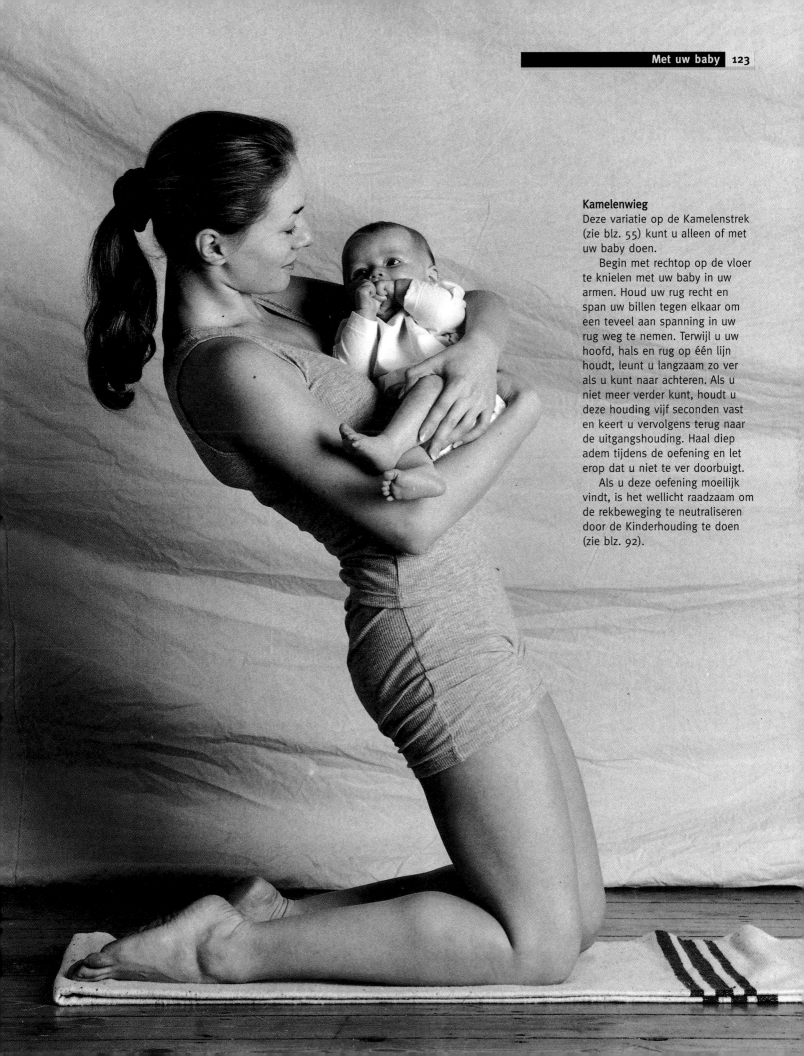

Kamelenwieg

Deze variatie op de Kamelenstrek (zie blz. 55) kunt u alleen of met uw baby doen.

Begin met rechtop op de vloer te knielen met uw baby in uw armen. Houd uw rug recht en span uw billen tegen elkaar om een teveel aan spanning in uw rug weg te nemen. Terwijl u uw hoofd, hals en rug op één lijn houdt, leunt u langzaam zo ver als u kunt naar achteren. Als u niet meer verder kunt, houdt u deze houding vijf seconden vast en keert u vervolgens terug naar de uitgangshouding. Haal diep adem tijdens de oefening en let erop dat u niet te ver doorbuigt.

Als u deze oefening moeilijk vindt, is het wellicht raadzaam om de rekbeweging te neutraliseren door de Kinderhouding te doen (zie blz. 92).

Met uw kind
duo's

Het inzicht dat de tijd die u doorbrengt met kinderen zeer therapeutisch kan zijn, bestaat al heel lang – dichters hebben het vergeleken met het doorbrengen van tijd in stralend zonlicht. Dus waarom zou u de voordelen van regelmatige lichte rekoefeningen en lichaamsbeweging niet combineren met het op een plezierige wijze doorbrengen van tijd met uw kinderen? Als u eerder het idee van lichaamsoefening van u af hebt gezet, omdat het ernaar uitzag dat uw kinderen u de tijd ervoor niet zouden gunnen, dan is dit het hoofdstuk voor u. Kinderen hoeven zich er natuurlijk niet bewust van te zijn dat ze aan het oefenen zijn: baby's kunnen in uw armen slapen, terwijl oudere kinderen het als een nieuw spel zien, waar ze plezier in hebben.

In feite zijn veel oefeningen die hier en elders in het boek worden beschreven dingen die kinderen onbewust doen als ze spelen. Echter, hoewel kinderen een natuurlijke lenigheid en houding hebben, zullen de oefeningen hen helpen om een grotere coördinatie en meer kracht te krijgen. Ondertussen kunt u van de oefeningen genieten op een wijze die niet mogelijk was geweest als u ze alleen of met uw partner had gedaan. Het extra plezier met uw kind zal u helpen te ontspannen en nog meer uit de rekoefeningen te halen.

Zoals u weet zijn kinderen wispelturig en u zult uw rekoefening moeten kunnen aanpassen om de aandacht van uw kind vast te blijven houden. Improviseer gerust met andere oefeningen in het boek. Onthoud: uw kinderen zijn leniger dan u, dus stop niet met het luisteren naar uw eigen lichaam, omdat zij het zo gemakkelijk vinden.

Kippenvleugels

Dit is een fantastische schouderoefening om met kinderen te doen, en niet op de laatste plaats omdat iedereen plezier kan hebben door te kakelen als een kip. Ga tegenover elkaar staan, bal uw vuisten en houd ze in uw oksels. Beweeg uw armen vervolgens krachtig op en neer terwijl u stilstaat of door de kamer loopt.

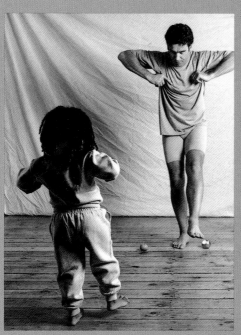

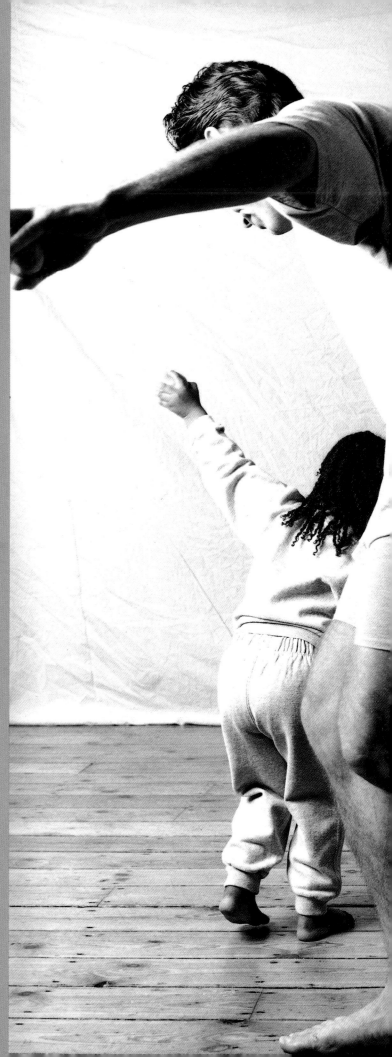

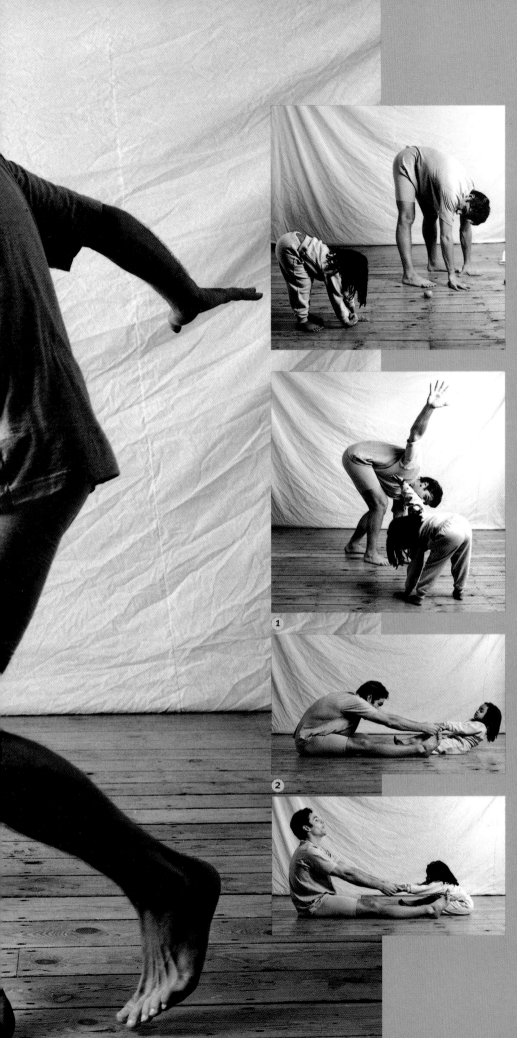

Olifanten

Begin met naast elkaar te staan met uw voeten op heupwijdte van elkaar. Buig voorover vanuit uw middel en zet uw handpalmen op de vloer zonder uw knieën op slot te doen. U zult wellicht uw knieën moeten buigen. Ontspan terwijl uw bovenlichaam vanaf uw heupen naar beneden hangt. Terwijl u in deze houding blijft, maar u uw benen zo recht mogelijk probeert te houden, tilt u uw rechterhand en voet op en stapt u naar voren, terwijl u tegelijkertijd uw hand naar voren brengt. Doe hetzelfde met uw linkerhand en -voet en herhaal dit. U zou nu op Mowgli moeten lijken als hij de marcherende olifanten nadoet in Walt Disney's 'The Jungle Book'. Ga door zo lang het prettig voor u is en u er plezier in hebt.

Windmolens

Deze beweging combineert een lichte voorwaartse buiging uit stand met een rugdraai. Terwijl u losjes vanuit uw middel vooroverbuigt, reikt u naar beneden en raakt u met uw linkerhand uw linkervoet aan. Breng uw rechterhand omhoog in de lucht en kijk ernaar. Blijf zo lang het gaat in deze houding, terwijl u diep ademhaalt. Herhaal met de andere kant zonder tussen de oefeningen rechtop te gaan staan. Als u zich prettig voelt bij deze rekoefening, probeert u de houding van de armen wat sneller af te wisselen zonder uw rug te forceren – of voorover te vallen. Wees echter niet verbaasd als dit tot een lachbui leidt. Een moeilijkere variatie is dat u met uw rechterhand uw linkervoet aanraakt en vice versa.

Schommel

Ga op de vloer zitten met uw voeten recht voor u uit en uw kind in dezelfde houding tegenover u. Terwijl u de voeten van uw kind tegen de binnenkant van uw enkels laat rusten, reikt u naar voren en pakt u beide handen van uw kind vast. Trek ze nu langzaam naar u toe, zodat uw kind zo ver als het kan vooroverbuigt, terwijl u zo ver als u kunt naar achteren leunt zonder de handen los te laten. Maak dan dezelfde beweging naar de andere kant, zodat u naar voren leunt en uw kind naar achteren (1 en 2). U kunt zo vaak als u en uw kind willen heen en weer blijven schommelen, zo lang jullie het allebei maar prettig vinden – en het blijft leuk.

Warming-ups voor sporten

Een goede warming-up dient uw lichaam voor te bereiden op de krachtiger bewegingen die het moet uitvoeren tijdens sportbeoefening, terwijl uw geest tegelijkertijd op de komende activiteiten wordt gericht. De voor uw sport specifieke rekoefeningen zullen uw lenigheid en prestaties verhogen en de kans op blessures minimaliseren.

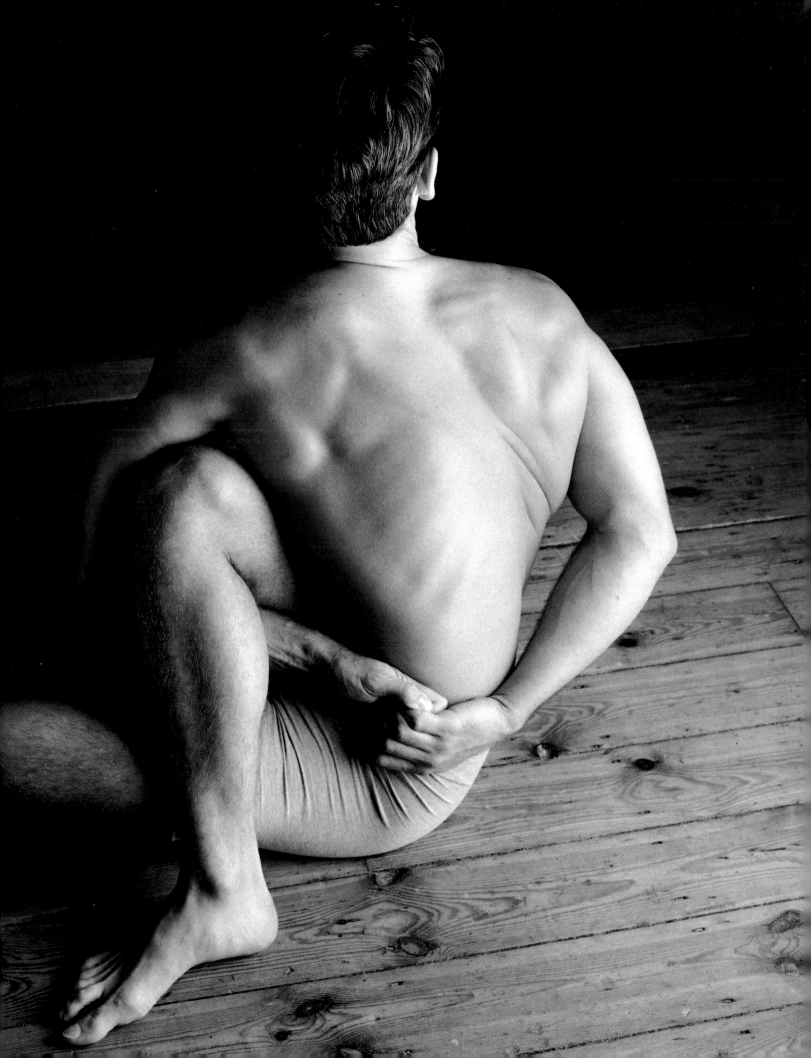

Warming-ups voor sporten
algemeen advies

Hoewel u zich beter zult voelen en er beter zult uitzien door lichte rekoefeningen te doen, is aerobische lichaamsoefening ook een belangrijk onderdeel van elk fitnessplan. Sommige mensen kiezen voor individuele lichaamsbeweging, zoals zwemmen of hardlopen, terwijl anderen de voorkeur geven aan teamsporten, zoals basketbal of voetbal, of racketsporten, zoals tennis of squash.

Mensen denken maar al te vaak dat ze het extra werk van een warming-up niet hoeven te doen, omdat ze toch al aan het werk gaan als ze met het spel of het hardlopen beginnen. Er lijkt een soort geloof te bestaan dat warming-ups iets voor professionele atleten is en niet voor amateurs. In feite is niets minder waar.

De warming-up bereidt uw lichaam voor op de krachtiger bewegingen die het moet uitvoeren tijdens de door u gekozen activiteit. Een warming-up is bijna nog belangrijker voor de gelegenheidssporter, wiens lichaam minder gewend is aan inspannende activiteiten, dan voor de professional met een goed getraind lichaam.

Veel mensen associëren sportbeoefening met de filosofie dat wie iets bereiken pijn moet lijden – dat u uzelf moet dwingen om grenzen te overschrijden als u het goed wilt doen. Maar dat is niet waar. Het lichaam heeft een verbazingwekkend groot potentieel als het los en lenig is, en pijn en lichaamsoefening zijn niet synoniem. Dit hoofdstuk draagt oefeningen voor specifieke sporten aan, die de kern van uw warming-ups zouden moeten vormen. De soepelheid die hiermee wordt gestimuleerd, zal u helpen om verrekkingen en blessures te voorkomen.

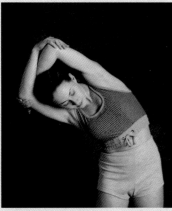 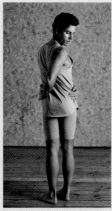 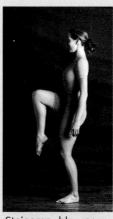 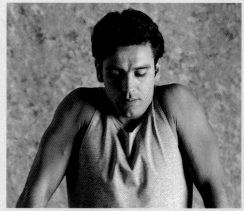

Zijwaartse buiging met elleboog-omhelzing, blz. 135   Staande draai, blz.132   Steigeren, blz. 131   Schouderophalingen, blz. 133

In de warming-up voor een sport werkt u op een ontspannen manier aan de spieren en gewrichten om ze te laten wennen aan het soort bewegingen die u ze tijdens het spel of het hardlopen wilt laten uitvoeren. De warming-up dient ook uw geest op de activiteit te concentreren, uw coördinatie te verbeteren en er in het algemeen voor te zorgen dat u zonder spanningen met uw sport begint.

1 Begin de warming-up voor uw sport met het letterlijk opwarmen van uw lichaam – jog rustig, loop rond, of ga vijf minuten touwtjespringen.

2 Doe daarna enkele basis-rekoefeningen, zoals schouderrollen, enkelrollen, arm- en beenbuigingen, en heupdraaiingen.

3 Nu kunt u overgaan op de rekoefeningen voor uw eigen sport. De rekoefeningen voor hardlopen (blz. 130-131) dienen te worden opgenomen in elke warming-up voor een activiteit waarbij hardlopen komt kijken.

4 Integreer langzaam bewegingen uit uw sport in de warming-up: begin met tennisbewegingen te maken als u tennist of met ontspannen schijnbewegingen en koppen met de bal als u voetbalt, of met hardlopen in een laag tempo.

5 De cooling-down is, ten slotte, net zo belangrijk als de warming-up. Eindig na het spel altijd met vijf minuten rustig joggen en enkele eenvoudige rekoefeningen. Laat uzelf diep ademhalen zo lang uw lichaam dat wil.

Hardlopen
oefeningen voor de warming-up

Sommige sportieve activiteiten, met name die waarbij wordt hardgelopen, zijn instinctief – u hoeft ze niet aan te leren. Om die reden kunt u gemakkelijk in de val trappen dat u de warming-up niet serieus neemt. Dat zou echter een grote fout zijn.

Bij hardlopen doen uw benen het grootste deel van het werk en veel oefeningen van de warming-up zijn daarop gericht. Het is echter ook belangrijk om aan uw voeten en enkels te werken.

Hoewel ze beschermd zullen zijn als u goed schoeisel draagt, blijven ze gevoelig voor druk en spanning, vooral op de weg.

Bedenk dat uw hele lichaam meedoet als u goed hardloopt. U spant maar al te gemakkelijk uw armen en schouders, dus moet u er rustig aan werken en ze bewust ontspannen houden tijdens de volgende oefeningen. Denk eraan dat u uw warming-up beëindigt met een tijdje joggen op de plaats.

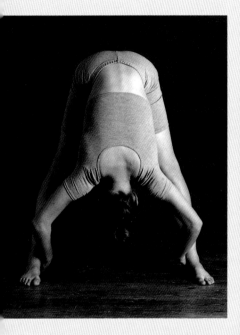

Driehoekige voorwaartse buiging
Terwijl u met uw voeten ver uit elkaar staat, buigt u voorover vanuit uw middel en laat u uw armen naar de vloer bungelen. Vervolgens brengt u uw armen tussen uw benen en pakt u de achterkant van uw enkels of uw kuiten vast, afhankelijk van hoe ver u kunt reiken. Probeer voorzichtig uw hoofd tussen uw benen te trekken. Haal diep adem en ontspan.

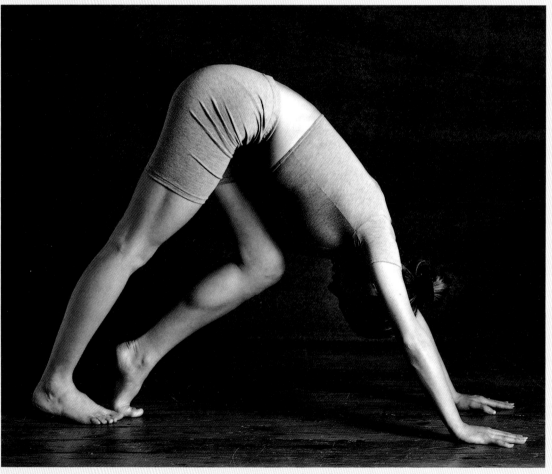

'Op uw plaatsen'
Buig voorover vanuit uw middel en plaats uw handen ongeveer 90 cm voor u op de vloer, terwijl u uw knieën los houdt. Buig uw linkerknie, waarbij u uzelf op u tenen verheft en uw gewicht naar uw bekken verplaatst. Herhaal met de andere kant. U zou zowel in uw rug als in uw benen een rek moeten voelen.
U kunt deze rekoefening dynamischer maken door een variatie waarbij u de benen beweegt en afwisselend uw voeten een klein stukje van de vloer optilt, alsof u hardloopt op de plaats.

Rekoefening bovenbeen vanuit hurkzit

Terwijl u hurkt op uw tenen, plaatst u uw handen iets voor uw knieën op de vloer. Strek uw rechterbeen naar achteren, maar blijf op de tenen van uw rechtervoet steunen. Terwijl u uw armen en rechterbeen recht houdt, laat u uw heupen naar de vloer zakken. Dit moet een rek opleveren, die u langs de gehele voorkant van uw rechterbovenbeen voelt. Terwijl u uitademt, kunt u voelen hoe uw heupen verder naar beneden zakken. Blijf 20 seconden in deze houding, als u kunt, en herhaal de oefening met het andere been. Probeer met training de tijd te verlengen tot 30 seconden.

Staande rekoefening hamstrings

Til uw rechterbeen op, laat uw hiel op een stoelzitting of tegen een muur rusten en buig uw voet. Laat uw rechterhand over uw rechterbeen naar uw enkel glijden, waarbij u uw rug recht, uw hoofd omhoog en uw voet gebogen houdt. Wanneer u een trekking in de achterkant van uw bovenbeen voelt, blijft u 10 seconden in deze houding. Doe beide kanten 10 keer.

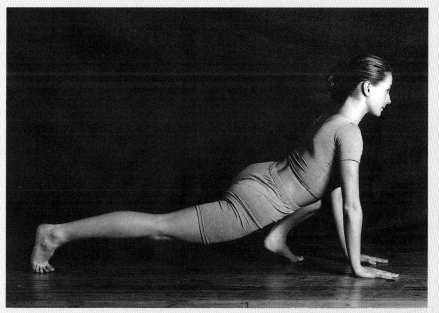

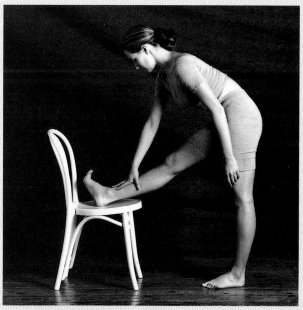

Halvemaan

Terwijl u uw voeten plat op de vloer en op heupwijdte van elkaar houdt, heft u uw linkerarm op en buigt u hem langzaam naar rechts, zonder vanaf het middel voorover of achterover te buigen. U zou een sterke rek moeten voelen langs de gehele zijkant van uw lichaam. Blijf 10 seconden in deze houding en ga dan over op de andere kant. Herhaal dit twee keer aan beide kanten.

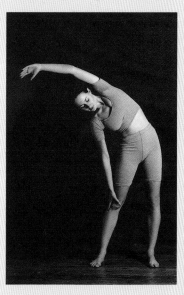

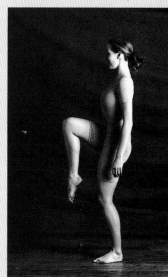

Steigeren

Jog op de plaats en trek bij iedere stap uw knieën zo hoog mogelijk op, waarbij u er goed op let dat u uw armen langs uw zijden stil houdt.

Zwemmen
oefeningen voor de warming-up

De kracht van water om spieren zowel te ontspannen als te stimuleren, maakt zwemmen tot de meest perfecte sport voor mensen die streven naar een goede algemene conditie en gezondheid. In tegenstelling tot de meeste sporten worden hierbij alle belangrijke spiergroepen gebruikt, waardoor het lichaam in zijn geheel krachtiger wordt, en de ademhaling en de longcapaciteit kunnen ook sterk worden verbeterd door het regelmatig te doen.

Indien u een blessure heeft opgelopen, kan rustig zwemmen de beste manier zijn om weer tot regelmatige lichaamsoefening te komen. Dit betekent niet dat de warming-up minder belangrijk is dan bij andere sporten. In het water loopt u minder snel een blessure op, maar lenigheid is nog steeds heel belangrijk. Het is het beste om alvorens te gaan zwemmen wat tijd te nemen en u te concentreren op het opwarmen van uw gewrichten.

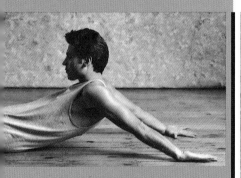

Rekoefening schouder met de handpalmen naar boven
Terwijl u op de vloer zit met uw voeten recht voor u uitgestrekt, draait u uw handpalmen en legt u de ruggen van uw handen op de vloer bij uw heupen met de vingers achter uw rug en naar achteren gericht. Laat uw handen van u af en naar achteren glijden, totdat u een rek aan de voorkant van uw schouders voelt. Ontspan ten minste 30 seconden in deze houding en zorg ervoor dat u uw schouders naar beneden en uw hals ontspannen houdt.

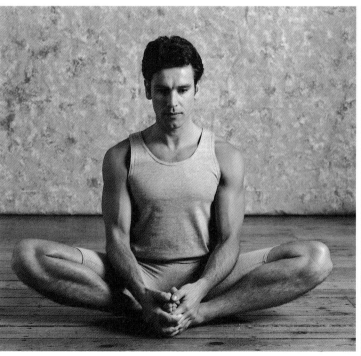

Vlinder
Terwijl u met gebogen knieën op de vloer zit, legt u uw voeten tegen elkaar, zodat de voetzolen elkaar raken. Houd uw voeten vast met uw handen en trek ze zo dicht als u kunt naar uw kruis, zonder uw onderrug te verslappen. Druk uw bovenbenen zachtjes naar beneden met uw ellebogen of laat uw knieën licht op en neer veren om ze zo dicht mogelijk bij de vloer te krijgen. Uw uiteindelijke doel is om uw knieën de vloer te laten raken. Blijf gedurende een tot drie minuten in deze houding en ontspan vervolgens.

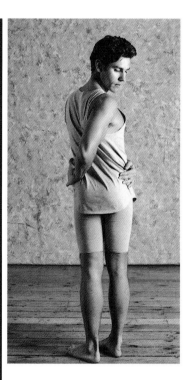

Staande draai
Terwijl u met uw voeten op heupwijdte van elkaar staat, met uw bovenbenen en knieën naar voren gericht en de schouders recht, draait u uw bekken en bovenlichaam, zodat u achterom kijkt. Terwijl u met uw armen om u heen reikt, probeert u bij iedere ademhaling nog wat verder te draaien. Wissel na 30 seconden.

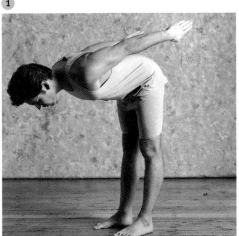

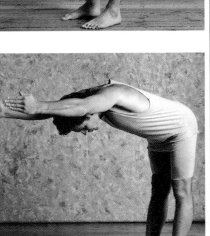

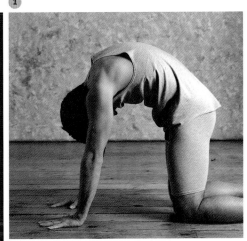

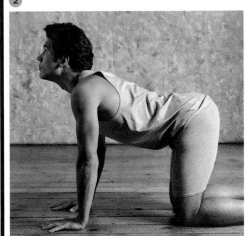

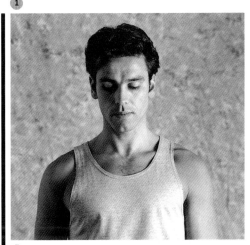

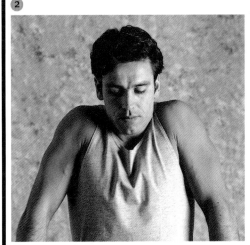

Slinger

Terwijl u met uw voeten op heupwijdte van elkaar staat, buigt u voorover vanuit uw middel, totdat uw bovenlichaam min of meer evenwijdig is aan de vloer, maar zonder dat u ook maar iets forceert. Als deze houding onplezierig is, heft u uw bovenlichaam iets op. Zwaai met uw armen losjes vanuit de schouders en probeer ze bij de terugzwaai hoger dan uw heupen te laten komen (1) en bij de heenzwaai boven uw hoofd (2). Houd uw lichaam stil en concentreer u op de beweging in uw armen en schouders. Herhaal dit ten minste 10 keer en geniet van de vrije en gemakkelijke beweging.

Kattenrug

Terwijl u knielt met uw handen direct onder uw schouders op de vloer, kromt u uw rug omhoog, zodat hij bol wordt, waarbij u tegelijkertijd uw hoofd laat vallen (1). Krom uw rug vervolgens naar beneden om hem hol te maken en til tegelijkertijd uw hoofd op (2). Doe dit ongeveer 10 keer.

Schouderophalingen

Terwijl u met uw armen ontspannen naast uw zijden staat, tilt u uw schouders op en drukt u ze naar voren. Blijf even in deze gespannen houding en laat vervolgens uw schouders los, zodat ze weer in hun natuurlijke positie terugvallen. Ontspan en adem uit en stel u voor dat u uw schouders nog wat meer ontspant terwijl u dat doet. Probeer deze ontspanning niet te forceren – de kracht van de suggestie zal genoeg zijn om uw schouders net dat kleine beetje meer te ontspannen.

Racketsporten
oefeningen voor de warming-up

De eigenschap van een racketsport dat u een wedstrijd van een tegen een speelt, maakt dat het bevredigend en uiterst plezierig is om te doen. Om goed te kunnen spelen, dient u echter een goede hand-oogcoördinatie te combineren met lenigheid, kracht en uithoudingsvermogen. Uw kracht en uithoudingsvermogen kunnen alleen door speciale trainingsmethoden worden ontwikkeld. Maar uw lenigheid – de vaardigheid om hoog of laag te kunnen reiken

om de bal te raken – is essentieel op elk spelniveau. Uw warming-up moet zich concentreren op uw armen en bovenbenen. Het is heel belangrijk om het lichaam voor te bereiden op de verschillende draaibewegingen die het moet uitvoeren. Met een grondige warming-up zult u beide zijden van uw lichaam evenveel oefenen. Deze rekoefeningen voor de warming-up kunnen ook worden gebruikt voor sporten als basketbal of cricket.

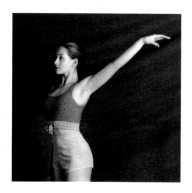 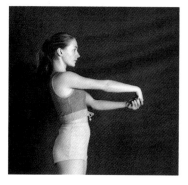 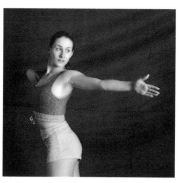 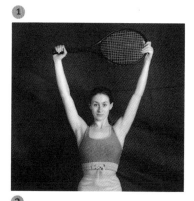

Armcirkels
Terwijl u stevig op de vloer staat, draait u uw armen vanuit de schouder rond met grote, langzame en beheerste cirkelbewegingen. Beschrijf drie cirkels in de ene richting voordat u de beweging omkeert en drie cirkels in de andere richting beschrijft.

Pols trekken
Deze eenvoudige rekoefening kan helpen om een tennisarm te voorkomen. Houd uw rechterarm recht voor u uit op schouderhoogte, met uw handpalm naar beneden gekeerd. Pak met uw linkerhand uw rechterhand vast en trek uw rechterhandpalm naar uw lichaam. Houd dit zo lang het prettig aanvoelt vast en wissel van handen.

Windvaan
Terwijl u met uw voeten op heupwijdte van elkaar staat, legt u uw rechterhandpalm op het bovenste gedeelte van uw borst en strekt u de linkerarm horizontaal op schouderhoogte met uw handpalm open en naar voren gekeerd. Terwijl u uw nek lang en uw schouders ontspannen houdt, draait u uw bovenlichaam met een langzame, beheerste beweging, zodat uw linkerarm zo ver als die kan, maar zonder te forceren, achter u zwaait. Keer terug naar de uitgangspositie, wissel van armen, en herhaal met de andere kant. Probeer uw heupen naar voren te houden, door u te concentreren op de draai in uw rug. Herhaal de rekoefening vijf keer aan beide kanten.

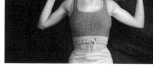

Rekoefening met racket
Terwijl u met uw voeten op heupwijdte van elkaar staat, houdt u uw tennisracket aan beide kanten losjes voor u vast met uw handpalmen naar beneden. Til het racket langzaam op, waarbij u de ellebogen recht en de armen gestrekt houdt, totdat u recht boven uw hoofd reikt (1). Pauzeer even voordat u uw armen en het racket achter uw rug naar beneden brengt (2), terwijl u erop let dat het racket horizontaal blijft. Ontspan, keer de beweging om, zodat het racket weer voor het lichaam wordt gebracht. Herhaal dit drie keer.

Achterwaartse buiging

Spreid uw voeten iets meer dan heupwijdte voor een beter evenwicht en leg uw handen op uw bovenbenen. Terwijl u uw billen spant, rekt u voorzichtig naar achteren tot zo ver het gaat, waarbij u ervoor zorgt dat uw hoofd naar achteren gaat, zodat uw nek op één lijn blijft met uw ruggegraat. U zou de rek in zowel uw bovenrug als uw buikspieren moeten voelen.

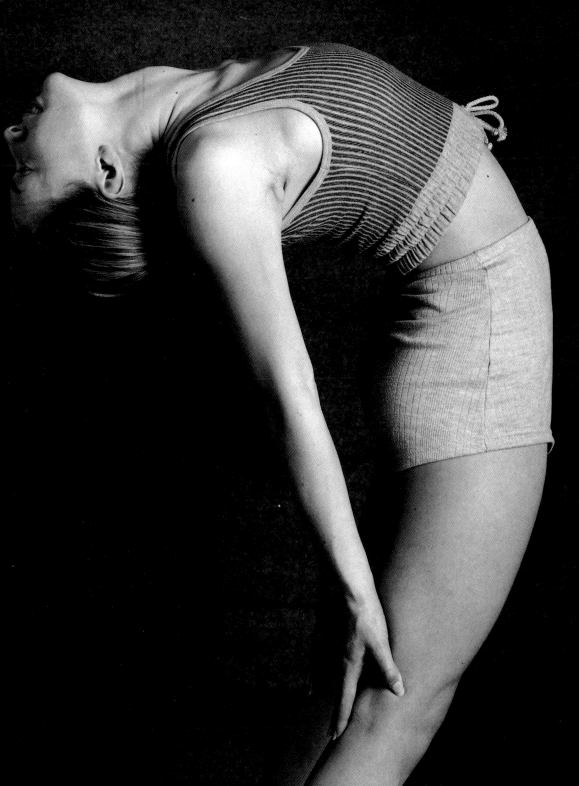

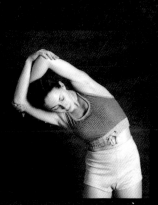

Zijwaartse buiging met elleboog-omhelzing

Breng beide armen boven uw hoofd en pak de ellebogen vast. Trek uw bovenarmen zo ver mogelijk achter uw oren. Terwijl u de ellebogen omhoog en naar achteren houdt, buigt u uw bovenlichaam langzaam naar rechts. Ontspan en haal adem. Houd dit ongeveer 10 seconden vast en herhaal dan met de andere kant.

Balsporten
oefeningen voor de warming-up

Balsporten, zoals voetbal, handbal, basketbal of baseball vergen veel van het lichaam en vereisen een uitgebreide warming-up. Hierbij wordt gestaag hardlopen om in actie te blijven vaak afgewisseld met korte felle sprints. Het is dus van belang dat u een aerobisch element opneemt in uw warming-up. Dit kan variëren van sprinten tot hardlopen op de plaats. Tijdens een spel heeft u vaak na het sprinten grote precisie nodig voor het schoppen, vangen, of werpen, en de lenigheid en het evenwichtsvermogen dat u ontwikkelt bij een warming-up zal u helpen om die precisie te bereiken. Bij sommige balsporten is sprake van lichamelijk contact, waarvoor lenigheid van de rug, de heupen en bovenbenen goed van pas komt: rekoefeningen voor hamstrings, kuiten en bovenbenen zijn zeer nuttig. Ook worden buikoefeningen aanbevolen als u regelmatig wilt spelen. De rekoefeningen die hier worden aangedragen vormen een ideaal uitgangspunt voor ieder balspel dat u wilt spelen.

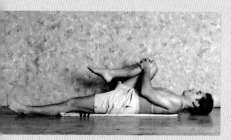

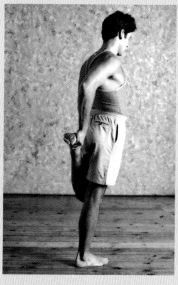

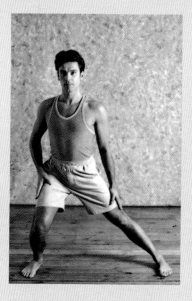

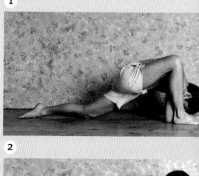

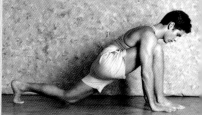

Rekoefening hoofd-naar-knie
Dit is een iets moeilijkere versie van de rekoefening knie-naar-borst. Begin met op de vloer te gaan liggen. Terwijl u uw rechterknie met uw handen vasthoudt, trekt u de knie naar uw borst. Til uw hoofd op en probeer uw knie met uw voorhoofd aan te raken. Als u deze rekoefening wilt verzwaren, kunt u proberen om uw knie met uw neus of uw oor aan te raken. Ontspan na ongeveer 30 seconden en herhaal met de andere kant.

Rekoefening bovenbeen
Plaats uw voeten op heupwijdte van elkaar. Buig uw linkerknie en pak met uw rechterhand de binnenkant van uw linkervoet vast. Blijf rechtop staan en trek uw voet naar uw billen en zorg ervoor dat uw knie naar beneden gericht blijft. Na 20 seconden doet u hetzelfde met uw rechtervoet en linkerhand. Herhaal deze oefening drie keer. Mocht u bij deze oefening uit uw evenwicht raken, dan kunt u met uw vrije hand tegen een muur steunen. Het is belangrijk dat u zoveel mogelijk rechtop blijft staan.

Zijwaartse rekoefening kruis
Terwijl u met uw voeten op 60 tot 90 centimeter van elkaar staat, buigt u uw rechterknie, zodat u de rek voelt aan de binnenkant van uw bovenbeen. Zorg ervoor dat u uw lichaam rechtop houdt. Doe de oefening na ongeveer 15 seconden met het andere been.

Lunge
Begin met op handen en knieën op de vloer te gaan staan. Til uw rechtervoet op en zet hem plat op de vloer aan de rechterkant van uw rechterhand.
Terwijl u uw linkervoet ontspannen en uw knie op de vloer houdt, probeert u de ellebogen op de vloer naast uw voet te plaatsen. In het ideale geval zou u in staat moeten zijn om uw onderarmen plat op de vloer voor u te leggen (1). Ontspan 30 seconden in deze houding, terwijl u uw heupen naar de vloer laat zakken, voordat u de oefening herhaalt met de andere kant. Als u dit moeilijk vindt, laat u uw rechterarm rechts van uw voet en legt u uw hand plat op de vloer (2).

Zittende rugdraai

Ga op de vloer zitten met beide benen gestrekt en uw rug recht. Buig uw rechterknie en zet uw voet neer aan de linkerkant van uw linkerknie. Buig uw linkerknie en breng uw voet naar uw lichaam. Zet uw rechterhand op de vloer achter uw rechterbil en houd uw elleboog recht. Til uw linkerarm op, breng hem met rechte elleboog over uw rechterknie en leg uw linkerhand op uw rechterbeen. Draai uw hoofd zo ver als u kunt over uw rechterschouder, terwijl u zich voorstelt dat u uw onderrug optilt. Houd 30 seconden vast, laat los, en doe de andere kant. U kunt de rek versterken door met uw linkerhand onder uw knie uw rechterhand te pakken.

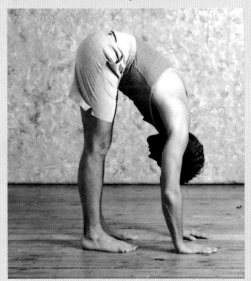

Voorwaartse buiging uit stand

Terwijl u met uw voeten op heupwijdte van elkaar staat, knikt u voorover vanuit uw middel en zonder uw knieën op slot te doen reikt u naar beneden naar uw voeten. Het zou moeten voelen alsof uw bovenlichaam vanaf uw heupen naar beneden hangt. Houd uw gewicht gelijkmatig verdeeld over uw voeten, ontspan uw buikspieren bij iedere ademhaling en laat uw rug losser worden. Zodra u er genoeg van hebt, rolt u zich langzaam uit tot stand, waarbij u zich voorstelt dat u uw rug ruggewervel voor ruggewervel rechtop laat komen.

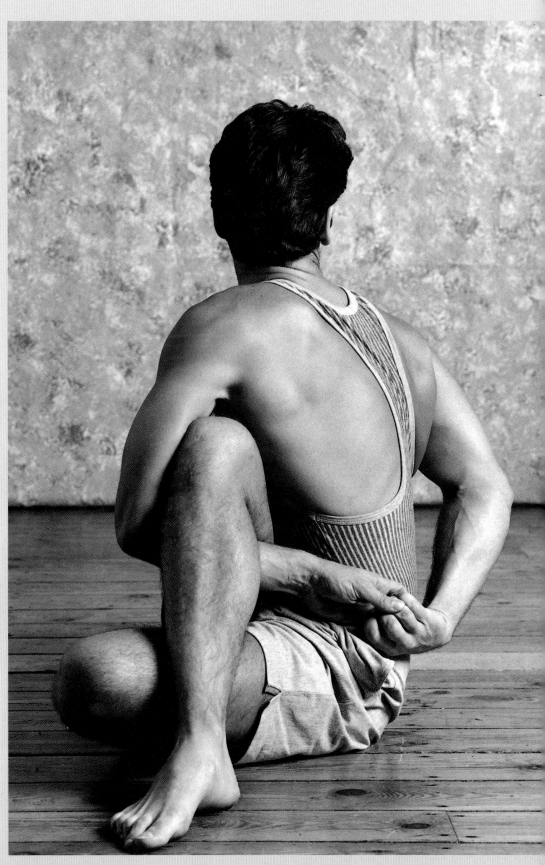

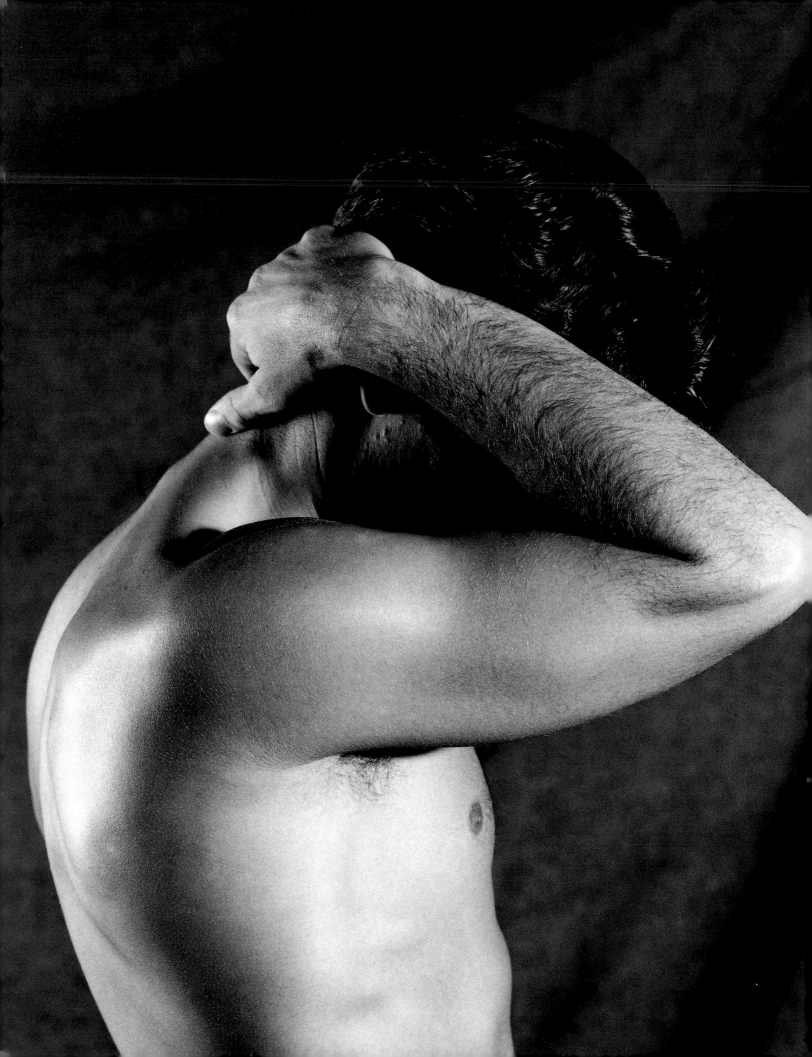

Aanbevolen literatuur

Feldenkrais, M.: *Bewustworden door bewegen: verbetering van houding en beweging, waarnemingsvermogen en verbeeldingskracht.* Haarlem, De Vrieseborch 1995.

Iyengar, B.K.S.: *Yoga dipika.* Amsterdam, Karnak 1994.

McCallion, M.: *The Voice Book.* Londen, Faber and Faber 1988.

Whiteford, B. en M. Polden: *Na de bevalling: oefeningen voor moeder en kind.* Utrecht, Kosmos 1985.

Register

Verantwoording

Sarah Clark is gediplomeerd fysiotherapeut. Ze ontving haar opleiding in het Middlesex Hospital in Londen en is speciaal geïnteresseerd in orthopedische en poliklinische behandelingen. Momenteel werkt ze in een particulier ziekenhuis in Londen.

Liliana Djurovic is ook gediplomeerd fysiotherapeut. Ze ontving haar opleiding in Belgrado in Joegoslavië en is speciaal geïnteresseerd in rug- en nekpijn en sportblessures. Ze heeft vijf jaar in Engeland gewerkt en werkt momenteel in een particulier ziekenhuis in Londen.